智慧行走

——49天打破惯性思维

白忠菊◎著

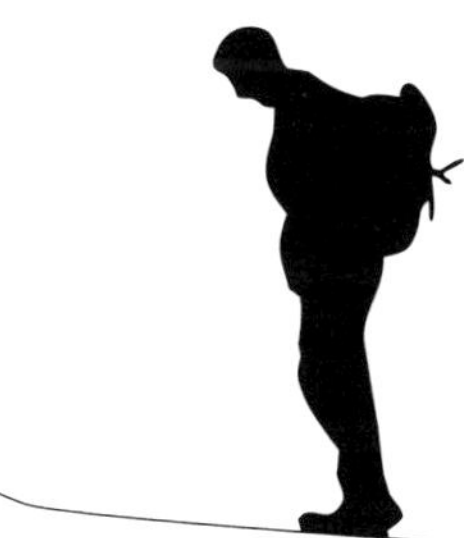

金城出版社
GOLD WALL PRESS
·北京·

图书在版编目（CIP）数据

智慧行走：49 天打破惯性思维 / 白忠菊著 . —北京：金城出版社，2019.6
ISBN 978-7-5155-1859-6

Ⅰ. ①智… Ⅱ. ①白… Ⅲ. ①步行—健身运动 Ⅳ. ① R161.1

中国版本图书馆CIP数据核字（2019）第089137号

智慧行走：49 天打破惯性思维

作　　者 白忠菊
责任编辑 雷燕青　张礼文
开　　本 787 毫米 ×1092 毫米　1/16
印　　张 15
字　　数 150 千字
版　　次 2019 年 6 月第 1 版
印　　次 2019 年 6 月第 1 次印刷
印　　刷 三河市百盛印装有限公司
书　　号 ISBN 978-7-5155-1859-6
定　　价 38.00 元

出版发行 **金城出版社** 北京市朝阳区利泽东二路 3 号　100102
发 行 部 (010) 84254364
编 辑 部 (010) 84250838
总 编 室 (010) 64228516
网　　址 http://www.jccb.com.cn
电子邮箱 jinchengchuban@163.com
法律顾问 北京市安理律师事务所 （电话）18911105819

自　序

心智模式决定思维模式，思维模式决定思维，思维决定行为，一个人的行为轨迹集合构成一个人的一生。所以，不同的心智模式将带来不同的人生轨迹。智慧的人生，如同一座高楼，必将构建在智慧的心智模式上。

惯性思维，让我们在机会面前放弃觉察，错过了许多可能的更佳选择。

惯性思维，是大脑在人类演化进程中的一项重大成果。惯性思维，让大脑在面临需要瞬间决策的时候，能够根据以往的惯性十分快捷地做出决定。惯性思维，让我们拥有了一份了解他人的密码手册。越是了解一个人，越能清晰地知道他的惯性思维，越能根据他的惯性思维对他的想法、行为以及可能做出的判断与决策进行预判，越容易根据这些预判与他进行更为深入而且顺畅的沟通与了解。可以说，是思维与行为的惯性，成就了“心有灵犀一点通”的基础。

因此，惯性思维提升了人的决策效率，让人与人的沟通变得更加顺畅便捷，给人们的生活工作甚至社会的发展都带来了诸多便利，但凡事均有利有弊，一分为二地看待事物是一个不变的真理。如果一个人一直用惯性思维引导自己的行为，真的好吗？

答案当然是，未必。

因为惯性思维，会让人在面临一件事情、一个选择、一个决策的时候，陷入一种思维定式，从而失去很多可能与机会。如我的老师陈明生先生所说，“如果一个人拥有的是惯性思维，或者线性思维，很难活出一个圆融丰满的人生”。大千世界里，很多事情都是无常的，遇见了无常的事情，我们用一直以来的惯性思维处理、用线性思维应对，便很容易把日子过成顺着这条思维线选择的样子，日子久了，还很难自知。惯性思维引导我们每个人做决策的时候，常常都在不经意之间，以至于决策的人还以为一切都是外在的环境影响我们不得不做出的决策，而非自己主动的选择。

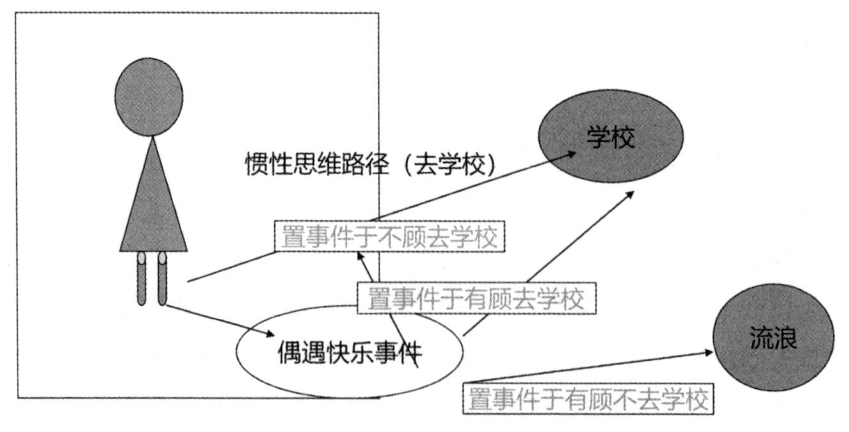

图 0–1　惯性思维

就这样，久而久之，有着惯性思维的人便会认为很多事情都不是自己能够掌控的，都是环境或者说是命运安排好的。自己的力量太小，干脆放弃吧。于是再用自己的惯性思维做决策的时候，便将这后果的责任都交由环境、交由老天。老天眷顾，自己便运气好；老天打盹，自己便错过好运。如此，倒也轻松，毕竟很多事情都不必太多较真，随性选择便是。殊不知，是将自己的诸多权利都交给了自己的思维惯性，由过去的经历与记忆来主宰当下与未来的决策，享受因惯性决策轻松便捷的同时，也失去了对机会与未来的把握。

如图 0–1，一个人在上学的路上，偶遇了一件快乐的事情，他可以有多个选择：选项一，置这件事于不顾，依旧按往常路线直接去学校；选项二，经历这件事之后，愉快地或不舍地去学校。当然，这样的选择有可能带来迟到的后果，从而引发其他的可能；选项三，经历这件事之后，直接打破原有平衡，选择了出去流浪等其他行为。其实，面对一件事我们可以有诸多的可能性选择，但一旦形成了某种固化的思维模式，便只有如图中的人，做出选项一，直接去学校了，难免少了诸多的精彩体验。

细究之，这种依靠惯性思维决策的模式似乎与人工智能根据人们以往的数据进行需求引导性判断的原理有些类似。所以，长此以往，说不定真的会是人工智能决定一个人的生活方式与生命体验。《三体》小说中预测的未来可能会以某种形式在现实中呈现。

球形思维，让我们在每个当下惯性归零，做出适合当下的最佳选择。

球形思维，便是让我们时刻觉察，在每个当下将固有的模式与惯性归零，用当下的身心认知与感受，结合当下现实的境况与条件，做出最适合当下的选择。这种思维方式打破了固有的思维框架，打破了固有的思维惯性，打破了固有的、已成为不经意的习惯性联动效应的思维与行为之间的关系，紧系当下，不盲从决策者的习惯认知、不脱离决策者所处的环境与条件，这样我们才能在每个当下，匹配最适合当下的思维或者智慧，引导相应的行为，做出恰当的决策，得到当下最想要的结果。

需要说明的是，这样的思维方式打破的是惯性的模式，而不是以往的经历，经历与模式是不同的。球形思维依然会把以往经历中收获到的智慧作为资粮，但不会直接取用原来收获智慧的模式并将其作为一种模板。因为智慧生于经历育于经历，经历多了又会形成一种模式，智慧、经历与模式很容易被混为一谈，所以，球形思维的关键基础便是时刻让人保持清醒地觉察，觉察以智慧为资粮，用智慧应对新对境，而放下以往经历中的固有模式，不排斥不强求不刻意。

打个比方来讲，可以把智慧看作是营养，经历看作是饭菜，模式便是用筷子的习惯。营养从饭菜中来，用筷子可以帮助我们更方便地把饭菜送到嘴里，让我们得到营养。但尽管如此，我们还是需要清晰地知道，首先营养来自饭菜，但不仅仅来源于饭菜，还有水、空气、水果、坚果等；另外用筷子可以很好地帮助我们吃饭，但不是必须用筷子、更不能只用筷子，我们还可以用勺子、叉子、甚至直接用手抓。这就是智慧、经历与模式的关系。在现实生活中，因为我们习惯了用筷子，便以为不用筷子就不能吃饭不能吸收营养了。球形思维便是一种让我们根据当时情况作最佳选择的思维方式，先看是什么饭菜，再看是否有筷子，比如明明吃的是面糊，虽然也有筷子，但直接端着碗喝才是最合适的选择；再比如明明吃的是面条，也有筷子，那当然选择用筷子。

从这个例子可以看出，掌握球形思维、拥有球形思维，最关键的是觉察，需要我们从觉察自己的思维模式并能觉察到自己的惯性思维路径开始。不过这思维的路径因为无形，尤其惯性思维的路径不仅无形还经常不需要经过我们的主动思考，总是以一种“下意识”的“快捷方式”深深地隐藏在我们行为的背后，很难被发现。

比如，有人说，“我知道早起有利于健康，但我就是起不来”。

其实翻译一下，这个行为的思维路径是这样的，“我知道早起有利于健康，但我依然在每个早晨作出了再睡一会的决策”。

再看这个行为现象产生的原因，一种可能性是身体健康方面的原因，身体客观不能，精力不够，导致我决定再睡一会；另一种可能性是其他方面的原因，比如就是一种赖床的习惯，能赖一会儿是一会儿，越赖越舒服，这种心里的舒服诱使我决定再睡一会。可能还有其他原因。具体什么原因引起的这种现象我们这里先不讨论，我们先看一下不同的思维模式对这种行为现象的应对情形。一种思维模式比较消极，对这个现象置之不理，睡就睡吧，习惯了就好；一种思维模式比较积极，这个现象不好，要改，但尝试了几次之后，依旧做不到，还是放弃吧；一种思维模式更为积极些，这个现象不好，要改，尝试了几次之后，依旧做不到，再继续尝试不同的办法，经过若干种折腾之后，终于做到了早起。

所以，其实我们的每个行为、每个决策，都能在我们的思维模式上找到对应的节点。找到思维模式的对应节点之后，我们会在生活中找到很多类似的情形，比如想早起起不来，与想减肥但减不了，与工作中想升职但总会遇到各种瓶颈，与生活中想跟亲密关系有更亲密有效的沟通却往往卡壳，等等。

活在当下，让我们时刻保持觉察，不受快节奏生活与碎片化信息牵绊。

说了这些，事实上，如果我们真正能时刻觉察到自己在每个时刻都有一份选择的权利，在每个行动之前，都能有效地使用这份权利，便能真正地做到让惯性归零，用自己最适合的思维路径引导出最正确的判断，做出适合当下的最佳决策，如此才真正掌握了球形思维的核心应用，真正地做到了活在当下。

不过活在当下做起来真的很难，其基础和难点在于需要时刻保持觉察。清晰地觉察本就是一门功夫，在每个时刻都能保持清晰觉察其难度可想而知。

尤其眼下我们身边到处是快节奏的体验，碎片化的巨大信息量倒逼每个人都变成了一部接收器。为了适应这种快节奏与信息量，我们不得不在大脑内部建立越来越多的“下意识模式”与“快捷方式”并将它们简化成各种“算法”，以便在每个瞬间可以不经过大脑思考、不需要觉察便能自动得出结论、找出方法、快速应对。

比如，在公共场所看见一个人，便会瞬间通过他的衣着、举止，对他做出“好人”或“坏人”的标签，继而做出“可接触”“置之不理”与“远离”的判断。所以，当我们走近这个人时，不论他采取什么方式跟我们互动，我们内心已然有了应对的基本方向。这就是一种判断事物与应对事物的“快捷方式”。

这种快节奏的体验在很大程度上帮助我们有效地利用了时间、提高了效率，但同时也剥夺了我们作为人的诸多感官与心理体验，诸多的“下意识模式”与“快捷方式”构建的“算法”，让我们成为按流程输入信息输出结论的机器人。这些过程是机械而冰冷的，没有任何身心滋养的可能，更别提体验过程中产生的体验感、喜悦心了。于是，我们会听见，越来越多的人说自己幸福指数越来越低，饭菜越来越丰富却越来越没香味，娱乐越来越多却越来越没意思，甚至出现了一种称为“空心病”的现象。

这些可都是人类最基本的本能啊。是什么剥夺了我们的快乐、味觉和幸福感呢？是为我们带来诸多快速高效产出的惯性模式，是各种不经过身心参与与体验的惯性模式产生的“算法”。

如何找回我们失去的本能呢？从调整身心的节奏去体验生命、去感受生活、去参与成长，让自己在今后的每一天里能越活越明白。让自己的心慢下来，让自己在每个时刻体验到生活的滋味，让自己在每个时刻体验到自己决策的过程。而这些，都可以从行走开始，从在行走中觉察自己的每一步开始。

活在当下，始于足下。

智慧行走，在行走中觉察每一步的身心体验，是让我们活在当下最便捷的训练方法。

如何从行走开始，活在当下？

这里要介绍一种智慧行走，便是我的老师陈明生先生提出的一种身心协调融于当下情境的行走方法。

这种行走，强调在行走的过程中，于行走的每个刹那间去觉察一个点，即“协调”，身体整体的协调、心境与当下环境的协调、步伐走姿与当下角色的协调等。在觉察这份“协调”的同时，我们会另外收获到一种愉悦感，这种愉悦感对于身处快节奏、高压力生活工作环境中的人们而言，犹如一抹甘露，滋养身心。伴随这种愉悦感，人们会感知到自己身体的轻松，也会将大脑的注意力从外在环境、过去琐事以及对未来的畏惧收回到当下，人们将能够在行走中关注到自己的举手投足，能够在行走中用自己的意识，觉察和体会到身体迈出的每一步，觉察和体会到脚底与地面接触的摩擦与助力，觉察和体会到迎风飘来的鸟语花香与肌肤接触、浸透，从而给内心带来的舒适，觉察和体会到行走中身心的宁静与喜悦，觉察和体会到宁静与喜悦之余升发出来的幸福感。

伴随这份觉察和体会，我们的身心会在很大程度上得到放松，身心里积累的压力与情绪的不良记忆亦可以随之释放，身心内留存的固有思维模式与习惯性记忆也将随之格式化。

所以，在行走中提升觉察力，可以让我们拥有在每个当下将惯性归零的能力，让我们真正经历那种活在当下的身心体验。

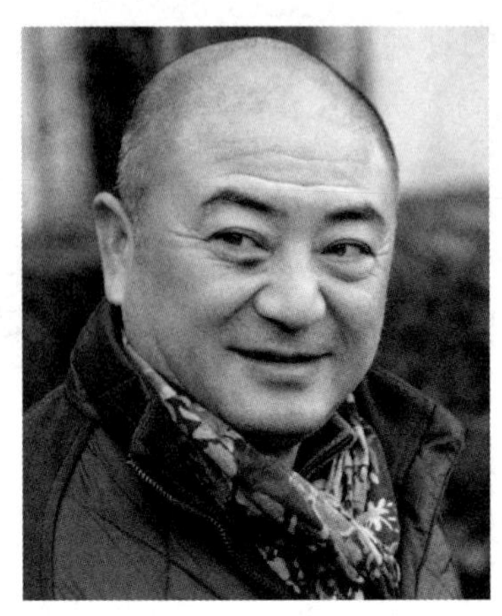

每个人都是自己行为的决定者，
觉察当下，
做好自己的 51，
和谐外在的 49，
方能观自在，
方能观自在菩萨，
方能行深般若波罗蜜多。

——陈明生

圆满人生路是走出来的

——恩师寄语

思维决定行为，继而决定人生，不同的思维方式带来不同的人生轨迹。如果你拥有的是平面思维，或者说是线性思维，却想要达到立体圆满的幸福人生，好像不太可能。即使偶尔达到了，那也是撞上的，没有太多的可控性和可复制性。所以，我花了几十年的时间，探索思维模式和行为模式之间的关系，意图探究人如何可以拥有圆融的思维模式、圆融的行为模式、如何让一个人的思维模式与行为模式更为协调匹配，从而能够最大限度地掌控自我命运。几十年的探索之后，得出的结论是：要想人生圆满，思维模式一定要圆满。

啥叫"圆满"？于人生而言，便是在人生的各个角色各个维度都有一个相对理想的价值实现，都与自己的追求与自己的生命本相相符，用一句通俗的话讲，便是到老的那一天，回首往事，无憾。要想拥有这样的人生，则必须拥有足以支撑其实现的思维模式。这个思维模式如何描述呢？我用最形象的视觉化效果来称呼它，就是"球形思维"，一种圆满的立体思维模式。

这种思维方式能否靠训练养成呢？如果可以，又要如何训练呢？带着这些疑问，我回归中国智慧，收集了很多传统文化资料，经过自身践行修学，慢慢梳理总结归纳，终于摸索出了一套实实在在的球形思维训练方法——49 度活法，用生活化的场景让人在衣食住行、站立坐卧之间得以用最低的金钱与时间成本进行训练的一套方法。

之所以用生活化场景进行训练，一方面在于成本低，另一方面也是最为关键的，是源于这些生活化的场景因为人们太过熟悉所以经常对其无意识，而无意识的状态便是用惯性思维主宰行为的最直接表现，比如人们对自己是如何走路、如何吃饭、如何洒扫应对的，自己在这些情景中的细节性行为以及这些细节性行为产生的思维路径是怎样的，几乎都不十分清楚，更很难有非常清晰的认知和意识。所以，这些生活化场景是人们用惯性思维主宰行为最集中的地带，也是重构球形思维的最核心地带。因此，我将球形思维的基本训练放在行走、吃饭、洒扫、泡茶、书法、沟通、决策等一系列日常中，也的确很有成效。

之所以说 49 度，是源于训练中对自我觉察的要求。球形思维的训练需要训练者有坚定的自我觉察意识，在训练过程中时刻保持这份觉察并用这份觉察去明了当下的每个行为。可以说觉察是调整思维的基础、是突破惯性的前提，没有这份觉察，一切都无从谈起。而这份觉察，一定要靠训练者自己的力量，其他的外力无论是我还是其他哪个人，抑或是哪个环境、哪个条件，都只能是一份助力，这份助力都是有限的。我经常对自己对学生说，我们作为助力，只能是一名陪伴者，用一颗陪伴的心对训练者给予提醒与引导，至于做与不做、在什么样的环境下能够做到、做到什么程度等，这些都要靠训练者自己决定，谁都不能越俎代庖。按照训练者与陪伴者在思维训练效果中的贡献与责任来论，训练者才是一切的关键，才是自己的主宰，才是起关键性作用的 51%，甚至以上。陪伴者，无论多么尽心多么专业，最多也只能起到 49% 的辅助性作用。

另外，每个人对圆满人生都有自己的定义，因此每个人都有适合自己人生的圆满思维方式，需要找到并建立起自己的球形思维。每个人的球形思维内涵一定是各自不同因人而异的，具体可能通过每个人的决策支点、身心记忆、家庭背景、成长经历等因素和形式呈现，所以说球形思维的训练方法可能相同，但球形思维模式的构建却一定需要训练者自己在生活中渐渐积淀而成。

也因为如此，我时刻提醒自己，活法的训练效果再好，陪伴者再敬业再有经验，也不能超过 49，在训练的过程中，不能超过 49 度去教人，当然也不能去伺候人，只能用一颗陪伴的心在陪伴的过程中引导、偶尔照顾一下人。这些年来，很多人通过 49 度活法的训练认知并修缮了自己的行知模式，找到并把控了自己想要的生活。他们在自己幸福圆满的同时，也愿意同我一起去帮助别人、陪伴别人，并在帮助和陪伴他人的过程中，进一步印证、修缮自己，形成了这样一种帮助、陪伴他人的文化氛围。在这里，彼此之间不是教人做什么，也不是伺候人做什么，而是在尊重的前提下互相陪伴。这样也更适合现代人的身心需求状态。

正如球形思维的视觉化效果，球心始终都在，每个人都是一个独立的个体，不管怎么演变，只要心是自己的，决策权在自己，这个人就是独立的，就不会去伺候人，更不容易去教人，只可能去陪伴人。在陪伴的过程中去引导、偶尔照顾一下他人，既不会因为陪伴而失去了自己，亦不会因为陪伴而把对方视为自己，而是从人与人之间相互尊重的角度去陪伴彼此。正是由于做到了这一点，人才会找到属于自己的快乐。

人要想快乐，就要找到生存智慧、生活智慧、生命智慧三者的平衡点。用 49 度活法训练并找到自己的球形思维模式，第一步就是先找到自己的心、自己的决策支点，不去教人、不伺候人。把这个心、这个决策支点找准后，才能在行走、泡茶、插花等一系列行为中练心、练自己的思维方式。否则，心都没找准、决策支点都没有，练什么、怎么练呢?

智慧行走，是 49 度活法体系中的第一块敲门砖。大家都说走运走运，没有说是想运的。运是走出来的，不是想出来的。其理论依据在哪儿呢? 就是传统中医文化。人的一生，从出生开始，从走出第一步开始，其行走的方式、呈现出的走姿、选择的路径等都是有很多可能性的，但是随着这个人的成长、思维的变化、经历的叠加，他行走的方式便慢慢地被固化、被环境影响了。影响得好呢，就走得好看些；不好呢，就另当别论了。

举个简单的例子，小孩子都踮着脚尖走路。人的脚尖一踮起来，臀部就提起来了，以这样的方式行走，人就容易有激情有活力。同理，一个人在创业初期，是需要有激情的时候，他是可以提着气踮着脚尖快步走的。但如果让一个人一辈子都提着气踮着脚尖过日子、做决策，一辈子都像个孩子一样随时激情满怀，你说他自己能踏实吗? 他身边的人能踏实吗? 这也是我们现在社会浮躁的一个重要原因。撇开其他社会问题不谈，单从身体这个因素讲，身体这个根基都不踏实，拥有这副身体的人考虑事情、处理事情自然也一定是浮躁的。

所以，我就想怎么通过行走这种方式，让人把气沉下来、踏实下来，让人坐着、站着都踏实、都有底气。当你坐着、站着都踏实、都有底气的时候，再去面对生活、工作，才有可能达到另外一种境界。这些都必须以身体踏实为基础。我们现在学国学、讲传统文化的很多老师都喜欢讲很多道理，比如什么淡然啊、恬淡虚无啊等，这些道理讲讲听听是可以的，但若是要能真正做到，是必须以身体踏实、身体支撑为基础的。所以王阳明讲知行合一，知行合一是需要通过身体去实现的，如果身体不踏实、不支撑，承载梦想的土壤都不靠谱，你的梦想怎么实现?

我经常对学生说，会讲大道理的国学大师都很好，因为有他们便犹如在茫茫的黑暗中，突然给你照亮的一束电筒光、甚至给你指出了方向。但是你要想朝着自己的方向实现自己的目标，不可能拽着电筒光上去啊！你还得一步一步地往前走。那走要靠啥？还是要靠自己，确切地说要靠自己的身体。所以说，人生路是要靠自己一步步地往前走出来的。这就是智慧行走，算是“重走人生路”，延伸开来，就是活法儿、过日子。

过日子就讲吃喝拉撒睡。第一步就是吃，从买菜、做饭到吃——这是中国文化的重要部分。很多人也讲国学、讲孝道的，但是讲归讲，终究还是要做。怎么做出一顿饭来能呈现你的孝心？怎么做出一顿饭来能有味儿？怎么用心去品尝食物？当你真正学会品尝食物的时候，才能真正学会品尝生活。这一步一步需要从怎么吃、怎么睡、怎么玩、怎么觉开始学起，需要陪着人在吃喝玩乐中觉悟，而不是让人在吃喝玩乐中消磨时间与金钱。

总之，以实际生活的方方面面为训练情景，用最小的成本、最便捷的方式实现最显著的效果，让人得以掌握并拥有适合自己人生方向与目标的圆满的球形思维，49 度活法体系就是沿着这个思路来的。

陈明生

2014 年 11 月

知道并没有什么用，
知道并能做到才行；
能做到也还不够，
要能坚持地做到才行；
能坚持做到也还不够，
要能坚持有意识地做到才行；
能坚持有意识地做到还不够，
还要能应景对境该干什么干什么。

——白忠菊

目录

行动篇

总结篇

我是这样开始智慧行走的

行走，一件我们都以为自己会做的事情，甚至都觉得是自己的一种本能，就像吃饭、睡觉一样，以至于我们都不觉得行走有什么好说的。该咋走咋走，想咋走咋走呗。

五年前，我也是这样想的。那时候经常听老师念叨："走运走运，运气是走出来的啊！"每每听见他这样念叨，再看见身边好多人用心地走着，还不时地分享各自的体会，我总是一笑而过。

一则，老师从来没有要求过我；二则，我虽然相信行走是个好办法，但真不觉得它有多好，不就是走嘛，从小到大每天都在走，有那么神奇？三则，我觉得这么容易的事情，啥时候都能走，等有空的时候再走，先学点新鲜、好玩、有趣的，这走，没啥新奇。

总之，我有着成百上千个理由迟迟没有认真向老师学习行走。虽然我知道智慧行走是老师践行近三十年的心血。

直到有一天，一件事情提醒了我。那一刻，我突然发现我其实知道很多道理，而且很透彻。我能清晰地说出道理的来龙去脉，能仔细地解释出道理的前因后果，甚至可以在每次需要说服别人的时候，能轻车熟路地找到对应的道理并能将别人说服。可以说，我对这些道理不仅知道而且会用，还能学一反三。但尴尬的是，当发生一些事情的时候，我发现对于这些我知道的道理，我除了会说之外根本用不了，不能自由地落实它们。

比如，我知道孩子在成长过程中需要经过各种历练，作为妈妈，我们不能阻碍他们的历练，否则便是剥夺他们成长的机会，我们需要在尊重他们权利的同时赋予他们该承担的义务。这个道理我很清楚，也经常在朋友有需要的时候讲给他们听，但我在教育自己女儿洗碗扫地做家务的时候，总是忍不住出手相“救”，只要她一撒娇，我就会立马“撸起袖子加油干”，干过之后才后悔中了她的计。静下心来想想，类似的情形还很多，在工作中、在跟朋友相处的过程中，一遇到麻烦自己便冲上去显现一副不管不顾的状态，还自以为是地认为自己很仗义，侠客一般，殊不知这么做早已超过了自己的角色界限，剥夺了别人的权利和自由。

请教老师之后，老师通过几个现场的生活化情景，让我清晰地看见了这些都是因自己的一种行为模式所致，而其背后的原因则在于自己对角色界限的不清晰，以及在一些方面的不够自信，几个因素叠加导致对类似情景发生时，自己容易以这样的方式予以应对，从而形成一种惯性应对方式，并形成了一种惯性思维。我向老师求助，老师告诉我，打破惯性思维最简单、最有效的方法就是走路，在走路中觉察、调整、优化、重构新的思维方式。老师说，“试想一下，你连走了几十年路的习惯性模式都打破了，还有什么惯性是打不破的呢？试试看吧。兴许还有其他收获”。

于是，我开始行走。几年下来，我亲历了一系列的变化与成长，打破了一个又一个的惯性模式。慢慢地我意识到，道理不过是知识，是别人经验与智慧的总结，于我而言，只能是一种借鉴，有用没用、用不用得上，都要看我的状态和当下的环境，不回归到自己、不在每个当下自己去亲身体验、经历，永远无法得到属于自己的智慧。

于是我谦卑地低下头，承认自己的无知与自负，下定决心坚持行走，并把自己的收获分享给有需要的人，让更多的人从走好每一步开始，体验自己的人生，走出不一样的自己。

白忠菊

2019 年 5 月

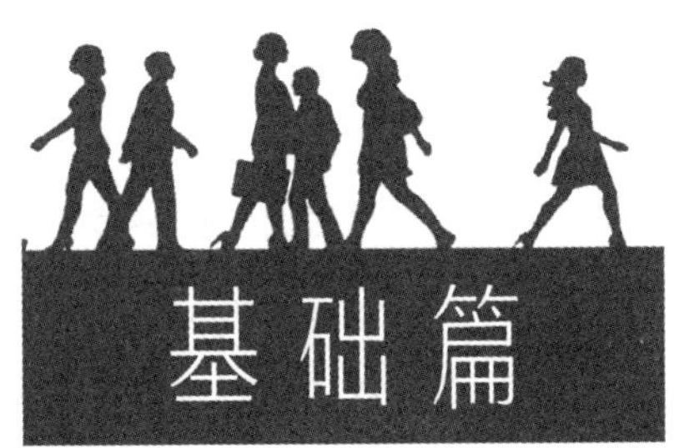
基础篇

Week1 学

从呱呱坠地到蹒跚学步，逐渐步履轻快，我们无时无刻不在行走。然而，我们真知道自己是怎样行走的吗？每一步是怎样迈出去的？行走的时候肩膀、脊柱呈现怎样的姿态？这些姿态跟我们日常生活或者工作中的哪些习惯性动作有关？这些习惯性动作和状态是我们哪些惯性思维产生的结果？

估计上述这些，作为每天都在奔波的我们，从来没意识到这是问题。就像问一个人是否知道自己是怎样吃饭、怎样喝茶一样，被问的人一定会云里雾里，“怎么吃、怎么喝？”“张开嘴吃、张开嘴喝呗！”也是，每个人都这么忙，有谁会真正关心自己吃的东西是从哪里来的、谁做的，自己是如何张开嘴巴、又是用哪几颗牙齿咀嚼之后、如何咽下去的呢？

殊不知，以老祖宗留给我们的中医智慧而言，这些问题与我们的身体结构以及平时日常的生活习惯都有着极其紧密的关系，所以老祖宗一再强调，最好的养生就是要好好吃饭好好睡觉，但年轻又聪明的我们从来都把这些忠告当成耳边风，理所当然地认为“吃饭睡觉有什么难的，那是本能”。

好吧，咱先说说行走，看看简单的行走究竟有着怎样的学问。

Day1. 了解智慧行走

1. 什么是智慧行走

智慧行走是一款惯性模式的打破神器，一套行知新模式的重构方法，是以行走的方式，在行走的过程中通过觉察身体记忆深处埋藏的某种行为与思维惯性，并根据个人需求释放相关记忆、打破固有惯性并重构更适合当下行知新模式的具体方法。

从某种意义上而言，智慧行走是以普通行走为形式，以自我习惯的突破为方法，从行走中开启智慧的一种自我挑战与超越。这种行走方式与普通行走最本质的区别，在于行走中有方向、有目标、有意识、有觉察，这目标与方向不是物理意义上某个地理位置的目标方向，这意识与觉察也不是睁着眼睛有呼吸就算的意识与觉察。

如陈明生先生所言，其实身体智慧之门的钥匙在每个人的手上，而行走便是最为日常、最为便捷的场景，不用刻意、不用耗神，因为行走于一个健康人而言犹如呼吸一样无时无刻无处不在。因此，陈先生将行走这个平常得不能再平常的行为作为对象进行研究，试图从这个行为背后找到跟行走有关的身体健康、心情愉悦、行为习惯养成、思维方式优化乃至心智模式重构等一系列具体路径和方法。他借鉴了传统医学经典、易学经典、儒家经典甚至宗教智慧，也参阅了一些西方心理学的资料，一做就是二十多年，形成了一套以智慧行走为开篇的系统方法。按照这套方法，人们可以轻松地通过行走等形式在日常情景中打破习惯性思维方式，逃离情绪记忆的怪圈。

2. 智慧行走的理论基础

智慧行走的理论基础来源于传统中医理论。传统中医理论强调人由三部分组成，即形、气、神，是三者合一的。形指我们的外形、肉体；气指我们身体的经络、气血；神指我们的精神。人生病有三个原因，即外在的、内在的、不内不外的。外在的是风、寒、暑、湿、燥、火；内在的是喜、怒、忧、思、悲、恐、惊；不内不外的就是饮食和生活起居。

《黄帝内经》分别从内、外、不内不外三个方面强调了对于形、气、神三者的养护方法。其中，针对不内不外的致病原因而运用的饮食和生活起居方法，如"法于阴阳，和于术数""不妄作劳，故能形与神俱""春三月，夜卧早起，广步于庭""呼吸精气，独立守神，肌肉若一""谨和五味，骨正筋柔，气血以流，腠理以密，如是则骨气以精""久视伤血，久卧伤气，久坐伤肉，久立伤骨，久行伤筋"等便是智慧行走的直接理论基础。

这些饮食和生活起居方法在古代很受重视，人们都能遵照而行，但随着社会的发展、人们各种欲望与惰性的滋生，以药治病、以药防病的方式因为便捷且高效越来越被人们青睐，从不断出版发行的医学典籍看，也呈现出这样的迹象，比如中医经典论述中对治病救人医理、药理、方理的论述比比皆是，且十分系统，但对于从内在以及不内不外的原因致病的饮食和生活起居养护，却很少有相对系统的作品。这些宝贵的生活经验，大多是通过仁义礼智信等规矩礼仪的形式进行规范调节，通过言传身教、文化滋养的方式世代传承。

随着新中国成立后的"破四旧""大跃进"，使这些偶尔夹带在规矩礼仪之中的饮食和生活起居养护指导也没有了，加上之后用西医、习西礼，为了在经济上赶超西方，把老祖宗世代相传的许多宝贝都抛掷到脑后。直到近年来，随着政府对传统文化的大力倡导，这些被抛弃的宝贝方才随着传统文化出现峰回路转、再造辉煌之势头。

笔者师从医者陈明生先生，亲见先生多年践行医者之仁心，于生活点滴之处影响患者。对于风、寒、暑、湿、燥、火等外因引起的病患，先生每每治疗之后，都会针对患者的行为习惯、饮食起居或者生活方式给出建议。作为治疗之后的巩固方案，用先生的话来讲，“习性不改，病缘难除”。对于喜、怒、忧、思、悲、恐、惊等内因以及饮食和生活起居等不内不外因引起的病患与不适，先生则通常用传统中医结合自身实践，或通过聊天、或通过洒扫、或通过下厨房、或安排患者静心走路、泡茶、插花，将治疗方案融入最贴近生活的情境里，帮助患者在生活情境中抒发七情、缓解病症，并陪伴患者在其中唤醒自我觉察、养成良好饮食起居习惯、实现行为模式与思维方式的重构与内化，帮助患者在最短的时间、以最少的财力、花最小的成本，换来最好的效果、最深的影响、最大的利益。二十余年来，先生默默践行并言传身教，帮助了很多患者、积累了大量的成功案例。其中成本最低效果最好的方法，便是本书介绍的“智慧行走”。

3. 智慧行走与西方相关行为心理学的论述也有吻合之处

笔者在撰写本书时，也翻阅了大量的西方心理学著作，发现随着西方心理学的发展，西方学者也越来越关心行为与心理之间的关系并形成了大量论述，其中有些论述与智慧行走的理念也有些契合，为智慧行走提供了一些辅证。

比如约翰 · 华生(John Broadus Watson) 的行为心理学。约翰 · 华生是美国心理学家、行为主义心理学创始人。他在《行为心理学》一书中强调，是习惯使个体适应自己“遭遇的情境”，是习惯性行为使得人类最终具有不同于其他物种的“独特适应性”。这些习惯性行为具体包括内脏或情绪习惯的数目、灵敏性与准确性；喉部或言语习惯的数目、复杂性和完美性；动作习惯的数目和完美性。

在我们日常行走中，这种习惯性行为的影响最为直接与无形。也正如华生所言，这些习惯性行为是可以被研究、可以被影响、可以被改变的。

智慧行走便是在这种可能性的基础上，通过调动人的主观能动性，发挥主观意识在行走中觉察自己的行为，从而让自己从习惯性行为的漩涡中跳出来，得以觉察、影响甚至改变自己习惯性行走行为的过程。

还有当前热议的行为设计学。美国希思兄弟在他们的《行为设计学：零成本改变》一书中也强调，行为设计学是人类行为科学为我们提供的改变工具，无论在生活还是在工作中，我们都可以将理智、情感和情境转化为具体的行动项，演化成视觉上可以控制的旋钮，从而影响我们的行为、改变我们的习惯。希思兄弟在书中指出了关于改变的三部曲：指挥骑象人、避免方向不明、提供清晰明确的方向；激励大象、避免精疲力竭、从情感面入手让大象愿意配合你一同上路；营造路径、营造合适的情境、使改变更容易发生。

智慧行走的设计路径也与希思兄弟的观点相符，在行走中有意识地保持觉察，觉察身体在行走中的协调，这实际上便是给行走者指挥骑象人的清晰方向；在行走中通过调整走姿达到协调，过程中身心会体验到一种真实的愉悦感，并可以在这种行走的过程中促使自己的身体健康、情绪记忆、行为习惯等发生一系列新的可能性变化，这是从情感面激励大象；最后行走本身便是一个多种情境都可以适用的行为方式，行走对于情境的选择而言没有特别苛刻的要求，同时无论在生活还是工作中，我们都避免不了行走的需求，因此智慧行走根本不必刻意地去营造路径，而是在情境中行走就好。

Day2. 了解身体的智慧

1. 身体是智慧的

人类的身体是充满智慧的，身体并非我们所想象的那样完全由大脑来支配。其实，经过若干年进化而成的人类身体，其本身便是一部设计与构造均极为精密的仪器、一幅大自然的立体化作品。身体是有智慧的。身体能读懂我们的喜怒哀乐，且会用她自己的方式形成自己的记忆、产生与身体主人的连接，以她独有的方式与自己的主人沟通互动，只是身体的主人因为不愿意接受或者根本不知道这个声音的存在而无法收到这样的信息。当身体在失去了与主人连接可能性的时候，或者身体在感受到面临危险的时候，她会以自己独有的方式想办法提醒主人注意。比如用疼痛、胀麻甚至外观发生变化等诸多形式，告诉主人需要做出一些改变来保护爱护身体。而这种提醒与提示，主人往往都听不到，反而认为自己生病了，把身体跟自己的交流、身体反映出来的种种不适都当作是一种障碍与束缚。

其实，人类的身体本身就是一个小宇宙，充满了各种各样的秘密。

从古至今，人类对身体的探索从未止步，出现很多关于身体智慧的论述。从传统的《黄帝内经》、道家讲究的内证内观，到经络—筋膜系统学说的建立、清代名医王清任就活体解剖实证研究后撰写的《医林改错》，再到西方的《躯体的智慧》《生命的重建》等，世人对身体的研究从各个维度展开。尽管如此，我们对于身体的了解依旧太少太少。

2. 身体是有记忆的

从小学的自然课、初中的生物课到后来的生理卫生课，我们对自己的身体慢慢地有了一定的了解。但这些了解都是来源于外界的知识。其实在此之前，我们从出生开始，便通过触、听、闻、看等感官去了解身体，比如呱呱落地后通过吃母乳与妈妈接触和连接，便是我们最早与身体接触的记忆，同时因为这份接触，我们得以最早地对自己与外在世界有了区分的意识，有了对自己身体了解的可能。这份记忆总是美好的。

我老家有这样一种说法，“新生儿第一眼见到的人会极大地影响他以后的成长”，所以，但凡有人待产，家人总会十分郑重地请来一位端庄贤淑、温柔大方的女士，从接产医生手里接过新生儿并给他第一个拥抱、送上第一份祝福，然后由这位女士把新生儿送到他妈妈的怀里。这美好的风俗其实也包含了一份对身体智慧的尊重与敬意。

长大之后，人们每天会遇到各种事情产生各种情绪，这些情绪有些当下便会释放缓解，有些被忽略、被埋藏到记忆深处，形成一种情绪记忆。对于这些记忆，不论我们的头脑层面是否记得，身体都会清晰地记录着。如前面所说，我们的身体是非常智慧的，这些储存在身体里的情绪记忆，会以一种潜在意识的形式存在着、并在不确定的时间以不特定的方式影响我们的行为、思维或生活。比如当生活中再现与当初留下情绪记忆相类似的某个情景或有类似缘由的机缘巧合出现之时，身体便会很容易地释放出这些情绪记忆，用这些情绪记忆引导当下的行为与决定。日积月累，当某类情绪记忆的储存量巨大并难以消化时，身体就会出现某些状况，甚至引发疾病，试图用这种方式提醒并告诉它的主人。

据统计，随着各种压力的激增，越来越多的疾病都是由人们负面思想和情绪积累产生的结果，而非真正的器质性病变引起。美国著名作家露易丝 · 海在《生命的重建》这本书里提出的“整体健康”观念与倡导的“自助运动”，便是基于身体的情绪记忆而建立起来的，通过揭示疾病背后隐藏的心理模式采取积极思维方式实现身体、精神和心灵整体健康的体系。

3. 通过走姿案例了解身体的行为记忆与情绪记忆

接下来我们通过观察几组走姿案例来了解身体的行为记忆与情绪记忆，从而了解身体的智慧。其实身体的这些记忆与我们前面提到的习惯性行为有很大的关联性。拿行走为例，行走的状态在很大程度上便是我们从小到大积累的一些情绪影响与行为记忆的呈现。我们看几组图片。

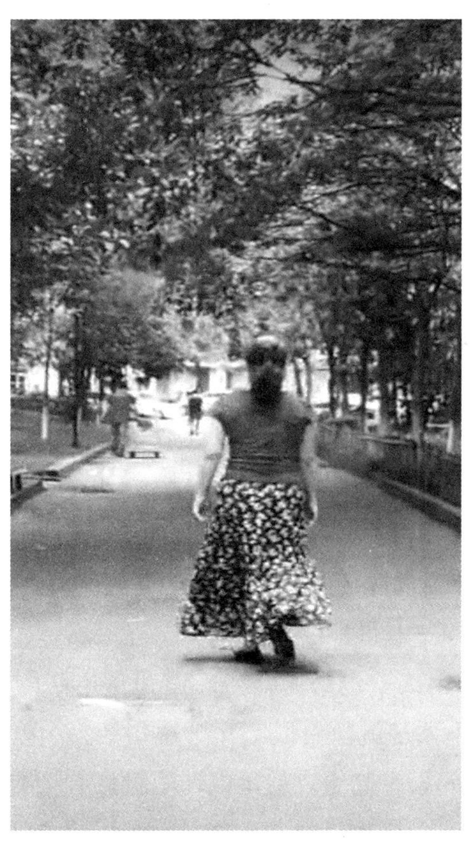

图 1–1　走姿图

图 1–1 中的人是我的朋友露西，美女一枚，但走姿不太协调。而这不协调的走姿里边掩藏着她成长过程中的诸多记忆。比如，她的左右不协调问题，就跟她在工作中的行为记忆与情绪记忆有关。她是公司白领，长期伏案工作，肩颈劳损严重，尤其右侧手臂常摆弄键盘，右侧肩膀肌肉长期处于紧张状态，再加上工作压力长期累积，情绪压力无从释放，便在身体里形成行为记忆与情绪记忆的叠加效应。明显的迹象便是在她的走姿里，右侧肩臂肌肉组织僵硬，右侧肩膀明显低于左侧，两侧手臂在行走过程中的紧张度与摆动幅度也有明显差距，右侧手臂在行走中紧贴身体基本没有大幅度摆动，左侧手臂则在行走中摆动得轻松自如。露西第一次看见自己的走姿时，先是一惊，有些出乎意料，因为露西曾经学过舞蹈(这个从她的走姿中其实可以看见，整体上看身体的舒展度是极高的，存在较为系统的躯干拉伸训练的痕迹)，对个人的体态仪表十分重视(这个跟她的家庭教育有关，从她的动作韵味得以看见，大方得体、干净利落不散漫)，没想到自己的走姿竟然如此的不协调。经过有意识的调整与训练，她刻意地改变自己以往的行走习惯，但连续几次下来，发现这个调整远没有想象的那么容易，不是一次两次便能解决的问题。尤其当她坐下来休息并换个话题跟我闲谈半小时后，一起身一抬腿，便又回到了图 1–1 中的惯性走姿。她不由感慨：“打破惯性，难！在行走中打破惯性走姿，更难！”

再看图 1–2 中一对母子行走的图片。

我很喜欢看小孩子走路的样子，因为从走路的姿势上看，可以真切地理解到“小孩子就像白纸一样”这句话。小孩子刚刚学会走，仅仅是走、跟着妈妈一起走，就足以让他觉得有趣有动力，如此阳光简单干净的心态，估计也只有在小孩子的身上才能呈现得如此淋漓尽致。看这小男孩走路的状态，步伐矫健灵动，双臂非常有活力地摆动，双肩平衡、身体中正，精气神十足的样子，即使从背影看，也不

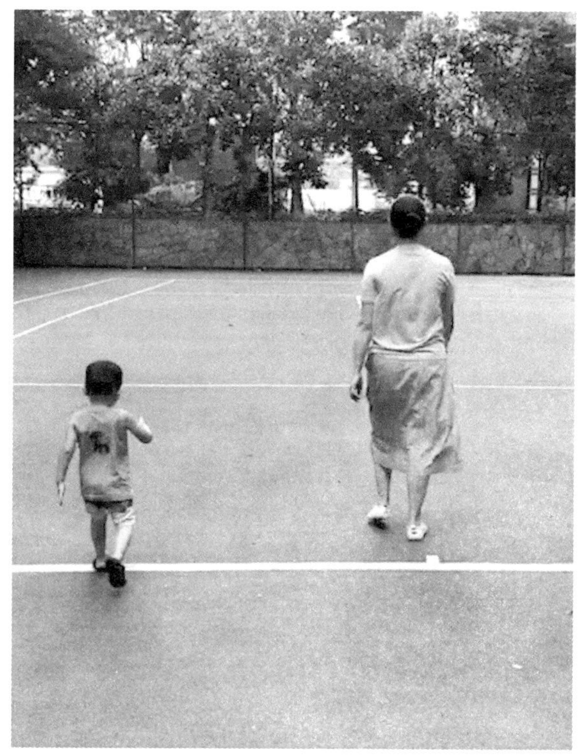

图 1–2　走姿图

难看出小男孩的兴奋与开心。再看旁边的妈妈，差别就有点大了。这位妈妈在行走的过程中步态有些拖沓，右侧肩膀肌肉僵硬不自然，背部微微有些驼，整体的身体语言呈现出一副极为疲惫的状态。这位妈妈是一位贤惠细致的妈妈，白天在外面上班，下班回家带孩子、煮饭、洗衣服、处理各种家务，呈现出的走姿便是她每天工作量与心情积累的叠加。

再看图 1–3。

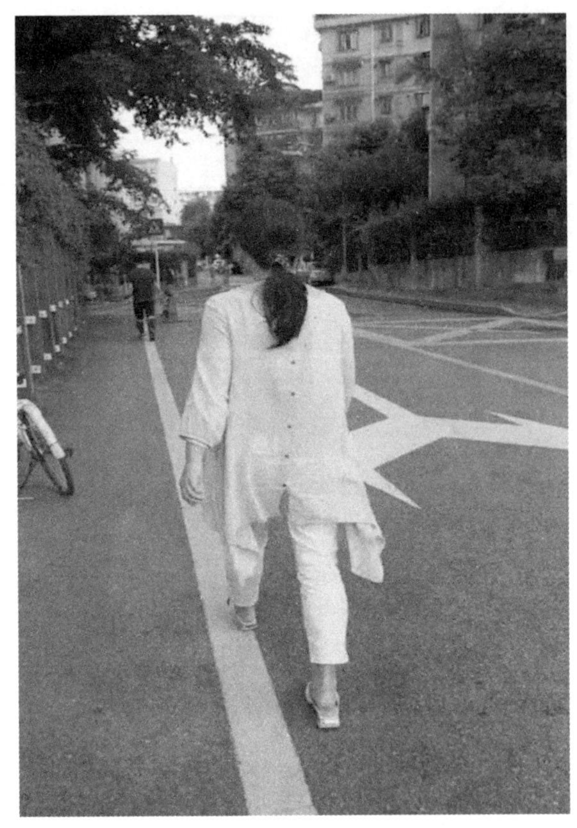

图 1–3　走姿图

图 1–3 中的朱蒂，是办公室的财务主管，她做事踏实认真，严格执行公司的规章制度，对她手里流出的每一分支出都了如指掌并确保物有所值，是一位超级有执行力的员工。但相对而言，工作的主动性与灵活性稍有不足。这些工作中的行为记忆与特点，我们可以从她的走姿中看到，行走中身体上半身明显前倾，下半身在上半身的带动下前行，腿部主动发力意识不强(后面我们会了解，腿部代表一个人的自主行动力与主动决策力)，总体而言行走中上半身与下半身的协调度有缺欠。

通过图 1–1、图 1–2、图 1–3，我们可以清晰地看见每个人的行走状态、走姿都不同，这些不同与行走者的成长经历、日常习惯、工作情景、性格特点、情绪状态等因素息息相关。可以说，身体是这些记忆的存储器，走姿便是这部存储器的显示屏。

Day3. 了解身体记忆背后的思维模式

1. 藏在行为记忆与情绪记忆背后的思维模式

有研究结果显示，人与人的智商差异并不大，只有极少数天才的智商略高于常人但也不会太高，但每个人取得的成就却极为悬殊。显然成就的差距不是来源于智商，那会是什么呢？

是思维方式。

思维方式是看待事物的角度、方式和方法，其属于非物质范畴，却对人们的言行起着决定性作用和影响。

思维方式无形，但会通过各种有形介质呈现，且很难有意识地对其进行隐藏或掩饰。如果你试图掩饰自己的思维方式，一番努力过后便会发现，这跟要训练出一种思维方式一样难，你根本不知道思维方式会以什么样的形式、从哪个角度呈现出来，因为它无形无味且无处不在。

形象一点来说，一个人的思维方式是隐藏在每个行为、每个表情甚至每个呼吸背后的一根无形的线。这根线无时无刻不在，即使当这个人睡觉的时候，这根线可能还会通过床、入睡时间、睡姿甚至环境对他的梦境发生影响。同时，因为这根线我们大多时间看不着，无色无味无声，就那么默默地潜藏着，致使我们经常忽略它的存在。这种忽略也成为我们无法像调整有形物体或行为那样容易地调整和修缮它的原因，我们经常会被它牵制。某种程度上，我们成了被捆在这根线上的风筝。

2. 惯性思维的例子

打个比方，一个人的思维方式，就是那种看见1就想2然后3然后4，一直想下去，想完了，安心了，因为在他心里把这件事情已经设计好了。这件事情如果按照他以为的样子发展，就皆大欢喜、开心，他认为自己是幸运的；如果事情不按照他以为的样子发展，难过、失落、挫败等情绪就会出现；但如果心态好，他会试图拯救，然后让事情朝着可能的最好方向发展，依然在他的设计范围内，只是从1234变成了2234或者3234，但终归还是按照他的预期前行的。而这个预期，就是他的思维模式。

假设这个人的逻辑能力强，1234、2234、3234等都是非常有逻辑的排列组合，十分严谨，所以在现实生活中也屡屡如意。也因为如此，这种逻辑、这种模式的正面强化效应也就越来越强。在他的世界里，每件事情的发生都会在他的掌控之中，那种成就感与安全感是不容置疑的。他的世界他做主，他生活在自己设计的世界里，别人一旦走进他的世界，就需要按照他的世界规则行事，否则他会用他的逻辑告诉入访者规则是怎样的。当然，入访者也许也有自己的世界规则，所以，这两个人的相处一定会有些吃力。因为彼此的世界规则是不同的，各自站在自己的世界里，用自己的规则衡量对方，各自都会觉得对方强势、不肯向自己的规则妥协，矛盾就这样产生了。这个强势，其实就是彼此的思维模式，就是彼此的惯性思维。

上述说法在生活中最常见的案例是亲子关系中妈妈和孩子的思维方式，妈妈会从自己的经历中总结出自己适用的经典模式1234，比如妈妈认为“地上很脏有很多细菌，趴在地上玩是一种很不明智的做法”，然后她便把这个结论强加给四岁半的儿子。儿子自然有他自己的判断和选择，“地上有那么多的花花草草，还有爬来爬去的蚂蚁，是一个非常有趣的乐园，太有意思了”。两个世界的规则碰撞，最后往往会妈妈胜，因为她会采取强势手段将儿子直接拎回家。

总之，这种惯性思维的力量是巨大的，平时我们未必能够发现，但如果有一天我们突然意识到这种思维方式打造的世界有局限性，还有不同的世界不同的可能，准备换一个视角、换一种活法，决定做一些调整、突破这种惯性的时候，便会体会到它的力量。我们会突然发现自己在举手投足间都由原来的模式支配着，需要打起十二分的精神，否则一不留神惯性模式就会自动跳出来，在我们眼皮底下任意妄为。更可悲的是，我们往往要在身不由己地跟着这惯性为所欲为之后，方能意识到自己刚刚做了什么。所以，要想突破惯性思维，一言一行都如履薄冰。

记得有一天，一个朋友十分兴奋地跑过来跟我说他前段日子去哪里学习了一种技术，主要核心便是如何拥有一种可以时刻激励他人、回应他人、与他人真诚沟通、共赢互利的思维方式，然后告诉我他用了这套技术后收获是如何大、变化是多么明显、自己是多么幸福。我很是为他高兴。接下来，我们一起聊他近来的工作状态，说着说着，他讲道，“要是我老板和那些同事也去学习就好了”“他们学会之后就不会像现在这样这么不可理喻了”“我跟你讲，前天我老板教育我，说我……”接下来的话，相信我不说你也可以猜到了，没错，就是抱怨。

他用抱怨的方式表达了他的老板和同事是多么需要通过学习获益，但殊不知自己的抱怨正好说明了这种学习并不能真正意义地解决根本问题，因为一遇到不如意的状况他便立即回到了原有的惯性思维模式。

这就是打破思维惯性的难处。因为思维方式的重构跟其他的知识学习、概念学习完全不同，它不能通过简单的训练路径如“知道是什么、知道怎么做、知道做了有什么效果”来实现，甚至你再努力去做，按照老师教的“怎么做”的方式去做，一次、两次、三次，也很难真正奏效，不确定在哪个时候、哪个角落，可能又会发现，原来的思维方式貌似还在，然后抓狂。

这就是思维惯性的力量，它藏在身体的深处，躲在行为记忆与情绪记忆的背后，所以要打破它们真的很难。

3. 智慧行走充分运用身体智慧生成的原理，成为一款打破思维惯性的利器

还记得前面提到的三组图片吗？里面三位女士一个孩子的走姿各自不同，但都有非常明显的特征。从智慧行走的视角看，每个人走姿的形成都有一个阶段积累的过程，与个人成长过程以及生活工作中经历的一系列因素相关，比如外在环境因素、内在身体因素、情绪记忆因素等。当我们了解其中的相关性原理、经过足够的案例印证、熟练掌握相关规律的运用之后，可以非常轻松地从一个人的走姿推断出他的身体健康状态、行为习惯与思维方式，在此基础上，再根据行走者的需求，运用规律进行反向的惯性打破训练，便可以帮助他通过改变行走习惯、调整行走姿态的方式打破惯性记忆，从而改善他的身体健康与行为习惯甚至思维方式。这种应用，便是智慧行走遵循身体智慧生成的原理，在熟知行为、思维与身体之间关联性规律的基础上，得以有效的具体路径。而支持这种应用背后的原理，则来源于序言里提到的球形思维。

球形思维是我的老师陈明生先生在行医二十余年中总结提炼出来的一种认知行为与思维规律的工具与方式，是与惯性思维、线性思维、逻辑思维、系统思维等思维方式有明显不同的思维方式。球形思维强调事物发展的无限可能，强调人在每个时期根据当下的直觉与智慧，充分调动现有资源做出决策与行动，而不是用以往的经验模式与惯性思维进行无觉察无意识的重复性应对。

比如一般女性都会出现左右肩膀不平衡的走姿，其中一个比较大的因素是源于女性都有用单侧肩膀背包，或更多地用某一侧手臂劳作、负重的习惯，而同样是用单侧肩膀背包、劳作或负重，因为不同的女性应对压力时的思维模式与行为方式不同，也会产生不同的结果。具体而言，一种女性面对压力会调动全身能量进行强有力的反击，这种女性的走姿结果就是经常背包的那侧肩膀高于另一侧肩膀；一种女性面对压力会顺势妥协，同时可能会有委屈与压抑，但无力无意愿改变，这种女性的走姿结果就会是经常背包的那侧肩膀低于另一侧肩膀；还有一种女性面对压力会拿得起放得下，用合适的方式面对并用合适的力度反击，这种女性的走姿结果就是左右肩膀相对平衡，即背包、劳作或负重对左右肩膀都没有太大的影响。当她们放下背包的时候，双肩依然会回到最为轻松的状态，平衡协调。

就这样，三种女性尽管以同样的方式背包、负重，但因为身体处理这种行为记忆的模式不同，导致在放下背包后的走姿也各有不同。反过来，我们可以根据这些不同，追溯到她们的行为记忆以及她们应对压力的惯有模式。按照这一路径，智慧行走引导行走者在行走过程中有意识地感知身体在运动过程中的协调度，并通过适当调整达到更协调的方式打破原有模式，便可以将惯性归零，重构适合当下的新模式。

在这样的行走过程中，行走者会不断觉知协调度、寻找协调并调整至协调，因此也会让自己更加专注地使大脑、意识与身体合于行走这一动态过程，从养生的角度而言，此举恰与《黄帝内经》所提倡的“凝神聚气”“调养生息”之法相合。

在这样的行走过程中，行走者的大脑和意识会根据当下从身体各个部位收到的实时反馈信息，当下发出适合的指令，引导各部位做出相应调整，这种调整必将突破平时行走所依赖的惯性。所以，智慧行走自然会引领行走者摆脱之前的惯性模式，突破惯性思维。

Day4. 建立一份行走数据档案

在开始智慧行走之前，我们先来给自己建立一份行走数据档案。记录自己当下的行走姿态。

1. 记录记忆中的行走特点

首先，请闭上双眼，回忆一下，看看我们是否知道自己是怎样行走的。

然后根据回忆，填写表 1–1。

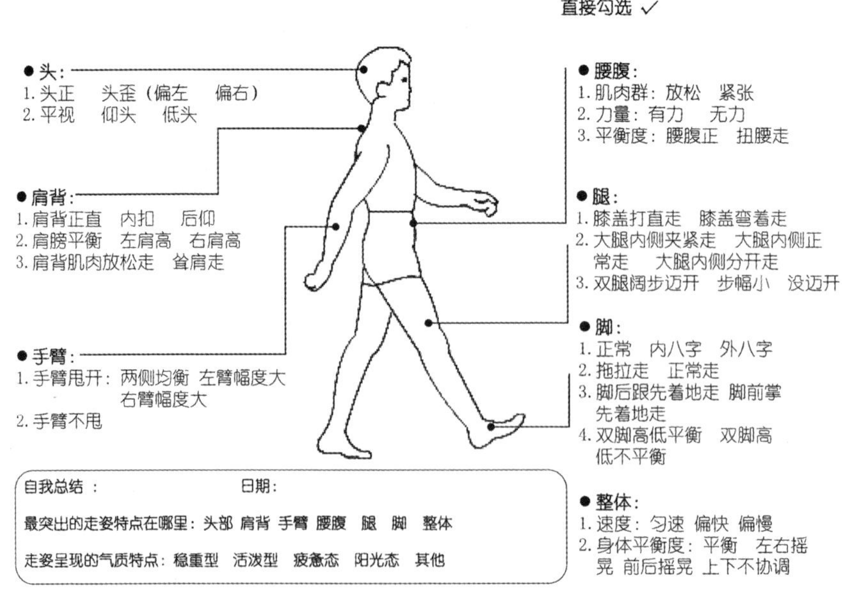

表 1–1　我心目中自己的走姿

2. 记录实际的行走状态

现在，请身边的朋友帮我们拍摄一段 15 秒钟的短视频，为了避免面对摄像头的紧张感与不自然，建议你随意走动一下，然后请朋友随机拍摄，并留存下来做好备份，以待 49 天后做个对照。

3. 用心欣赏自己的行走记录

接下来，我们安静坐下来，打开视频，仔细欣赏一下自己的走姿。怎样，有种意外？抑或惊喜？不论是怎样的感受，请在表 1–2 中记录下来。

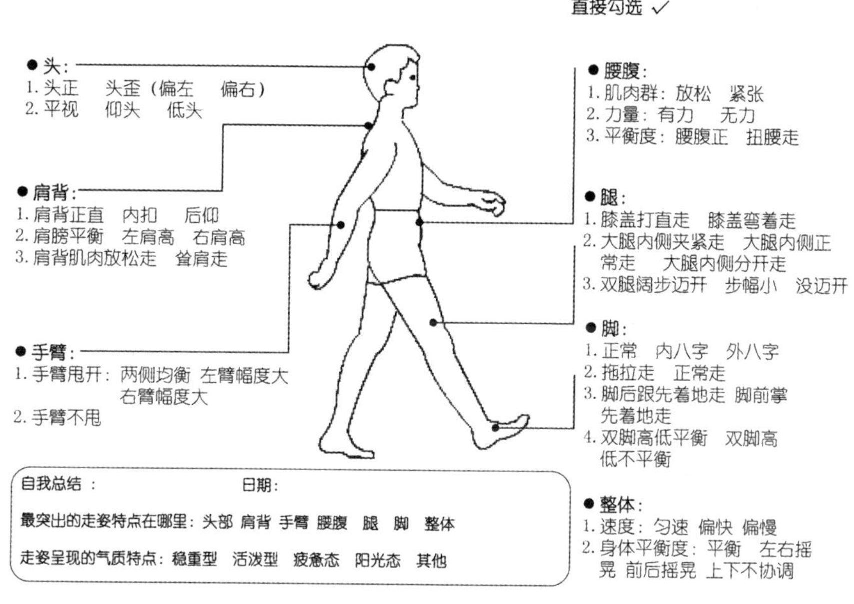

表 1–2　事实上我真正的走姿

4. 看看“我以为”与“事实上”的距离

现在，让我们把表 1–1 和表 1–2 对照一下，看看印象中自己的走姿与实际走姿的不同之处。

表 1–3 走姿对照分析表

部　位	我以为的	事实上的
头　部		
视　线		
肩　背		
手　臂		
腰　腹		
双　腿		
双　脚		
整　体		
气质特点		

5. 寻找情绪留在身体里的记忆

接下来，再试着找一下我们的情绪在身体里留下的痕迹。给大家介绍一个方法，用拍打的方法发现自己身体里的情绪记忆。

拍打方法是将手指并拢，呈空心掌状态，对着指定经络与穴位用同样的力度与手法进行轻轻拍打，拍打后相应部位可能会有痛感，请将有痛感的部位记录在图 1–4 的对应位置，并在横线上用数字 1–5 对痛感进行评分：1 代表不痛；2 代表微痛；3 代表比较痛；4 代表很痛；5 代表非常痛。

有些意外吧？轻轻拍打，如何能产生各种痛感呢？肯定不是因拍打而致。那是什么原因产生的呢？

先说一下经络与穴位。中医上说，经络是运行气血、联系脏腑和体表及全身各部位的通道，是人体功能的调控系统，通则不痛，痛则不通。《黄帝内经》中说："经脉者，人之所以生，病之所以成，人之所以治，病之所以起。"所以经脉的舒张状态与通畅度，决定着人体气拍打经络与穴位，记录明显痛点（打✓）及感受。

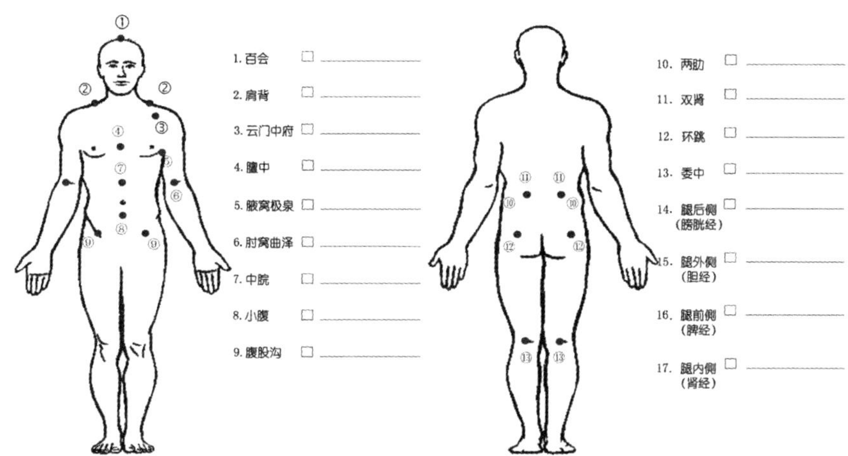

图 1–4　自助拍打体感记录卡

血能量的状态与分布，决定着人体的健康与情绪状态。再说穴位，学名腧穴，是指人体经络线上特殊的点区部位，中医经常通过针灸或者推拿、点按、艾灸刺激相应的经络点用以调整经脉，以影响身体气血能量状态，从而治疗缓解疾病。

再说一下经脉穴位的舒张状态与通畅度经常会受到哪些因素影响。这还是需要回到《黄帝内经》中提到的人生病的三种原因，外在的，内在的，不内不外的。而不内不外的这部分，更多的是人的日常起居、习惯性行为与处理情绪的习惯性方式方法，所以，经脉与穴位里对应着我们大量的行为记忆与情绪记忆。

6. 记录自己的情绪记忆

图 1–4 是陈明生老师从大量案例中总结出来的一组身体表现与情绪记忆对应关系，结合这张图，我们可以试着去辨别一下自己在拍打

过程中显现出来的痛感与对应的情绪记忆状态。

示范一下，比如我经过轻轻拍打加点按的方式，发现中脘的位置痛感为 5，在表 1–4 中查找，这个痛感显示自己在平时处理情绪时经常会采取息事宁人、藏在心里的方式。回顾生活中的经历，因为我过于理性，一些事情发生之后，往往是一个人闷在那里想解决方案，即使心里有情绪也会采取自我安慰的方式进行化解，自以为自我安慰一番变缓解了，殊不知这些情绪都压抑在胃里，并被身体如实记录下来。所以，平时我的胃也经常会呈现紧张状态，一旦有点儿小情绪或者小疾病，胃常常是第一个有反应的部位。

表 1–4 身体表现与情绪记忆对应关系

痛点部位	八髎 委中	肘窝 云门中府	极泉 膻中	中脘	环跳
常见身体现象	肾经不通 •腰膝酸软 •耳鸣 耳聋 •易倦怠 •四肢凉厥	肺气不足 •易患过敏性鼻炎、支气管炎、气喘 •易感冒、咳嗽或皮肤过敏性疾患	心经不畅 •容易心悸怔忡、头晕目眩 •胸闷胸胀、胸前区阵发性疼痛 •易并发心血管疾患	脾胃不和（主要在胃气不顺） •易出现胃胀、打嗝、反酸、胃痛等消化不良症状 •四肢困乏无力、嗜睡、欲食无味	肝胆气机不畅 •易出现月经不调、经期乳房胀痛 •偏头痛、头痛如裹、晨起口干、口苦 •睡眠质量差、入睡困难症、多梦
情绪处理特点	喜掌控、操心 •易忐忑、惴惴不安 •不喜独处、怕黑、喜阳光 •忧患意识强	行事魄力不够 •易情感纠结 •易生悲悯之情 •清高、不自信	易固执 •易钻牛角尖 •情绪起伏稳定性不强、随性、好恶观念强、坚守目标感弱	喜思虑，易焦躁不安 •易为小事郁郁寡欢 •不喜表达 •易产生消极负面情绪	烦躁易怒 •完美主义者、我执重 •易闷闷不乐 •喜独来独往、重情义

7. 将 6 份记录封存入袋

到这里，我们一共分享了三张图四个表，加上我们保存在手机里的一段短视频，这 7 个部分构成了我们的第一份行走数据档案。留好它们，49 天行走之后，再拿出来对照一下，看看会有怎样的惊喜。

对体重或者身材有特别目标的读者，还可以按照表 1–5，记下身体的基本信息指标，49 天之后一并检测一下，可能也会有不一样的收获。

表 1–5　身体基本信息

身高		体重	
腰围		胸围	
大腿围		小腿围	

Day5. 制订一份智慧行走计划

在开始智慧行走之前，还有一件很重要的事情，就是制订一份智慧行走计划。这个计划会直接决定我们是否能坚持行走 49 天。

1. 计划的关键在于可执行

相信大家都制订过计划，但一份计划的好坏，不仅要看计划与目标的关系，更要看计划的可行性或者说可执行性，否则，计划最终会成为挂在墙上的摆设，失去其本来的意义。

我们先来看一下，一份计划的制订需要从哪些因素进行考虑。首先是目标的清晰可量化、有针对性；其次是过程的合理高效人性化；再次是监督激励的助力因素；最后是及时记录、及时反馈的强化因素。

记得《刻意练习》这本书中有这样一个观点，反复刻意练习，不断走出舒适区，直到形成独特的心理表征，因为过程中的难以坚持，需要为自己设立即时反馈系统，帮助自己时刻清楚练习的状态与目标间的差距。笔者也十分认同这种观点，所以，下面会将自己制订行走计划的过程分享给大家。

2. 目标要清晰可量化，还要有针对性

制订计划，我们首先要考虑的就是要达成的目标，要实现怎样的目标，达到什么样的效果。针对自己的现有情形，最关键的目标细节是哪方面因素。目标越具体、越有针对性越可量化，就越容易实现。

比如我要行走，是想打破自己在行动力不够方面的惯性模式，而这个惯性模式中，我个人认为最难的问题是不能恒定坚持，不能恒定坚持的难点在于我总能在时间不够上找到借口，因此我在目标设置的时候将坚持、时间与任务量作为关键细节进行考量。

所以，我的目标便包含有 3 个关键要素，即总目标：完成 49 天的坚持行走；关键要素：坚持、每天、最小任务量不少于 40 分钟。

3. 过程设计要合理高效，还要有人性化

为了保证目标的实现，需要设计目标实现的关键过程。这个过程设计也很有讲究，设计上要合理，合理才有可行性；其次要高效，要在和日常工作生活内容的结合度上有融合，这样时间配置上才能实现高效；最后还要有人性化。人总是需要一些温度、一些柔性的，要给自己一定的适应幅度，比如时间的设置上不要太满，地点的设置上尽可能选择环境适宜的，内容的设置上尽可能分步骤分阶段，以免实施过程中压力太大。

比如我在做行走计划的时候，对于关键过程的设计，我主要考虑了三个因素：第一是时间；第二是地点；第三是内容。

关于时间，结合我工作生活忙碌的状态，我最初选择了三个时间段进行考量：一个是早晨，我每天 6 点起床，洗漱完毕用过早餐 7 点出门，错过早高峰 15 分钟到达办公室附近的小广场，走上一个小时再去办公室，整理一下确保 9 点上班，完美。分享一下，早起错过早高峰行走，你会发现一天里多了很大一片属于自己的独享时空，那种幸福与惬意可以让一整天的心情都美美的；第二个时间段是中午，午餐前后去走一个小时，但静下心来盘算一下，这个时间段很难保证，会议、工作安排，或者是应酬，经常会侵占这个时间段；第三个时间段是晚上，晚餐后在小区里走上一个小时，不过拿出近一个星期的日程表看了一下，晚餐经常会有好友聚会、工作应酬，时间也难以保证。所以衡量之后，确定在早晨行走。

关于地点，我锁定了办公室附近的小广场，距离办公室 5 分钟步行路程。

关于内容，我确定了三个环节，分别是左右平衡度调整、脚腕灵活度修正、身体整体协调度优化。三个环节一个一个地突破，不完成前一个环节任务便不启动下一个环节的训练。

4. 借机制助力，给自己准备一块蛋糕、一条戒尺

人总是会有惰性的，尤其对于反复坚持一件事情而言，或者下雨或者艳阳天，要想休息，总能找到一个合适的理由，因此在制订计划的时候便要尽可能地斩断可能成为借口的一切机会，可以考虑制定一套监督激励机制或者规则。

比如我在制订计划之后，先是发了一个朋友圈，宣告我要开始坚持早起行走 49 天，自加压力。

然后，联系闺蜜寻求支持，跟她约定一个赏罚分明的奖励机制，比如 49 天下来奖励自己一次海边日光浴，缺失一天发 100 块钱红包给她，自拍一段连续 100 个深蹲的真人秀给她，等等。

第一个 49 天下来，在海边日光浴的诱惑下、在闺蜜要抢空钱包的明眉善目下、在朋友圈各方好友关注不能丢了面子的逼迫下，完美全勤。我把这个方法推荐给几个朋友，效果都还不错。不过，第二个 49 天下来，这种方法基本上就不需要了，因为我已经真正爱上行走了。

5. 借记录留痕，给自己建立一个即时反馈的纪实系统

打破惯性需要一个时间段，在一个过程中不断地朝一个既定方向调整自己的各种相关行为，而过程中涉及诸多细节，一个疏忽惯性就会从自己的眼皮底下漏掉，因此，行为的坚持、调整的坚持、方向的坚持一样都不能少。

如何能让这些坚持按照既定标准保持持续，如何增强我们在坚持过程中的耐心与信心呢？

表 1-6　49 天行走日记表

1. 走 40 分钟：发现左右脚不平衡	2. 走 45 分钟：继续调整左右脚平衡度	3. 走 40 分钟：右脚脚腕处出现疼痛	4. 走 50 分钟：右脚脚腕处疼痛有所缓解	5. 走 40 分钟：右胯出现痛感	6. 走 50 分钟：右胯痛感加重	7. 走 45 分钟：右胯痛感缓解
8. 走 45 分钟：左右脚平衡度增强	9. 走 50 分钟：发现头颈不正偏右侧	10. 走 45 分钟：调整头颈	11. 走 50 分钟：后颈部酸痛	12. 走 45 分钟：背部酸痛	13	14
15	16	17	18	19	20	21
22	23	24	25	26	27	28
29	30	31	32	33	34	35
36	37	38	39	40	41	42
43	44	45	46	47	48	49

我想到了手机在充电或者在安装系统软件时的提醒标识。回想一下，我们在给手机充电的时候，总会有一个电池一样的图标，图标旁边或者里面显示30%、31%……提醒，电脑或者手机安装系统软件的时候也会有一个灰色的圆形，然后一点一点地点亮，每亮一部分便意味着已经完成了一部分。类似的提醒还有很多，这些提醒很人性化地给等待者清晰的心理预期，增加了等待者的耐心。借鉴这个提醒，我给自己做了一份表格，用以提醒自己任务完成的情况，同时还可以增加记录每次行走过程中的身心感受与变化。

Day6. 营造一个可以让自己坚持行走49天的氛围

计划完毕，为了计划顺利实施，还可以做些有情调的准备，让我们49天的行走可以更加愉悦地完成。

1. 衣物装备

打开衣橱，给自己找一身合适的运动服，棉质、宽松、轻便最佳，再配一双合脚的运动鞋，一双舒适保暖的运动棉袜，一个可以放手机钥匙之类的随身小腰包，如果不是紫外线过敏或者对美白有要求，防晒装备就不需要了，在行走中安享阳光浴，会心情大好。

2. 路线规划

在公司附近或者家附近找一个适合行走的小环境，安静、平坦、空气清新即可。公园、山地、湖边最佳。避免选择十分嘈杂、拥挤、有车行驶等不安全情形的场地。对于一些特殊功能要求的环境，可以根据需求进行挑选，比如练习大腿发力带动小腿行走的人，可以选择一些有阶梯的步道，这种行走方法对提升人的行动力与决断力很有帮助；再或者，练习用脚底内外两侧发力走“8”字的人，可以选择一些有大树或者花坛的场地，围着树木或者花坛练习，这种行走方法对放松人的小腹预防和治疗妇科疾病很有帮助。

3. 约个伴儿

可以通过朋友圈、行走爱好者组成的兴趣圈子、公园偶遇等，找个可以一起行走的伴儿，互相鼓励、提醒，一起完成行走目标，并且在行走的过程中交流每天的体会与收获。人本来就是有强烈社交需求的，人与人的交流、人与人的链接是互相赋能最有效的方式。我的老师陈明生先生经常说，“爱就是最简单明了的量子纠缠”“爱是对万事万物的、无分别的链接”“世间关于爱的烦恼源于对爱的狭义理解，把欲望美化成了爱”“复杂无序的纠缠产生的是欲望”，没错，量子纠缠是爱的形式，爱是量子纠缠的内容，爱与被爱的美好体验是量子纠缠的动力。所以，为了享受美好体验，行走之前约个伴儿给自己找个可以“量子纠缠”的对象吧。

4. 个性小氛围

还有一些个性化的小情调可以考虑一下。比如把前面提到的行走日记表印出来，贴在书房的墙上，每天完成行走任务之后，在上面隆重地画下一笔，留个脚印。也可以跟自己的宝贝爱人或者宝贝儿子、女儿来个约定，让他们监督自己，同时让自己也给他们做个典范，要知道言传身教才是影响身边人最有力的武器。用你的实际行动去提升你的影响力吧，也许他们会在你的影响下，也会开始自己的某一项自律计划呢。

Day7. 整理家居，给自己一份打破生活惯性的动力

1. 整理房间，来一次居家环境的断舍离，打破惯性滋生的土壤

如果有兴致，不妨用这个周末整理一下自己的房间，比如卧室、

书房、客厅，来一次有针对性的断舍离。我在每次准备突破某个惯性或者做个决断、有某种变化的时候，都会来一次断舍离。这种经验告诉我，有意识地对自己每天安住的居家环境进行调整，可以从环境和氛围上促进自己的行为与思维方式产生很大的影响和改变。

2. 惯性思维力量现形记：每间房在“搬家入住时”与“现在居住中”两个时间节点之间的状态差距，便是我们各种惯性的综合影响力

大家可以回想一下，我们第一天搬到现在居住的房子时，家居摆设都是怎样的？跟现在的状态有怎样的差别？

这个差别便是我们行为习惯与思维习惯的综合影响力的具体呈现。

根据对近二百个家庭的调查了解，一般而言，一个居住者搬入新居或进入一个新的居住环境，居住者和新居之间需要一段时间进行磨合。通过磨合，居住者的某些固有习惯会因居住环境的居家摆设、居家氛围、小区环境、出入便捷度、邻居特质等综合因素的影响发生改变，同时居住者的某些固有习惯也会影响甚至对新的居住环境做出改变。

这个时间的长短以及环境变化的幅度，根据每个居住者的不同，尤其是居住者与居住环境的适配性不同而有所不同，通常会在半个月到三个月之间。

居住者与居住环境的初步磨合期过后，居住者与居住环境会达到一个较为融合的状态。这时候我们仔细观察会发现，居住环境因为居住者的入住，已经较磨合期前发生了明显的变化，居住者也会较磨合期前的自己表现出一些明显的不同。

造成这个明显变化与明显不同的力量，就是居家环境的能量。如果发现这个能量、管理这个能量并最大限度地运用这个能量，便可以帮助居住者实现身体健康、生活习惯、思维方式的调整，并通过这些调整间接地影响到居住者的家庭关系、朋友关系、职场关系乃至更广泛的社会关系，这个内容属于球形思维的另一个板块——居家能量动态匹配学的研究对象。居家能量动态匹配学是建立在现代生活理念基础上的生活方式构筑学，在我们后续推出的“居家过日子”系列中会有介绍。

3. 整理衣橱，从服装搭配上打破自己的原有惯性

早晨起床，打开音乐，推开窗，先给自己和家人来一份丰盛的甜美早餐。然后打开衣橱，把所有的衣物取出来，开始整理。

方案一：按照最喜欢、最适合、最需要的顺序开始，逐一熨烫整理之后放进衣橱；方案二：按照下周需要的着装搭配，将抱出来的衣物一套一套地搭配好，逐一熨烫整理请入衣橱。

整理好之后，可以观察一下衣物总体的色调、面料的质感、款式的类型，然后默默想一想，一个怎样类型的人会选择这样色调、这样质感、这样款式的衣物？这样类型的人跟自己现在的角色有距离吗？现在这样的角色与这些衣物匹配吗？自己喜欢现在的角色吗？发呆一刻钟，关上衣橱，抱起剩下的衣物，果断将它们请进储物间，进行物理冷却，若一个月之内都没有想起它们或者请它们重新返场，就可以对它们进行打包清仓或者将它们送给有需要的人了。

休息一下，然后继续。整理房间，这里擦擦，那里扫扫，这里整理整理，那里捯饬捯饬，把一些不再需要的物件分分类，能用的整理干净用袋子封好，放在楼梯间，有需要的人可以拿走；不能用的，便丢到垃圾桶。

4. 挪动家具摆设，从动线布局设计上打破自己的原有惯性

除了整理，我还会经常挪动家具。家具的布置直接影响了家庭成员在家中活动的方式、内容与频率。几次挪动下来，我发现，其实人是很容易受到环境影响的。

比如，你想培养孩子的书法兴趣，便可以在书房里备一张大书桌，然后把毛毡铺好，把笔墨纸砚请上来，自己每天在固定时间写上几笔，用不了坚持几天，也不用刻意调教，孩子便也会找机会去写写画画。这个时候你再顺势引导，孩子自然兴致勃勃地养成了书写习惯。

你想让孩子放学回家就写作业，你可以把他的书桌布置在比较方便的位置，比如客厅或者书房，客厅的好处在于你煮饭整理家居的时候，孩子也能看见你；书房的好处在于孩子做作业时会比较安静不受打扰，但需要孩子有一定的自律自觉能力。

你想让爱人跟你一起喝茶聊天，你可以把茶具茶台安置在客厅或者客厅旁边，然后把这个小环境布置得恬静幽雅，可以摆上一龛小香炉，再放上几本书，一天工作之余跟心爱的人坐在茶台边上，一边品茗、一边闻香、一边唠叨一天的经历与见闻，想想都愉悦减压。

5. 分享一下，我是这样爱上整理家居的

其实，五年前，我也不会过日子，不会整理房间，更别说做家务了。吃饭有餐厅、打扫有钟点工，服务一流还高效便捷。自己的时间多宝贵，怎么可以把有限的时间浪费在这些无限的芝麻小事儿上？那时的我总是以这样的理由宽慰自己，直到有一天我到楼下散步，看见几个小孩子玩过家家的游戏。

翻开我2016年1月14号的日记《家，一栋充满爱与记忆的房子》。内容如下：

昨天看见楼下几个小孩子玩过家家游戏，场面十分热闹，有拿着小挎包扮妈妈的，有拿着手机扮爸爸的，有抱娃娃扮奶奶的，有扎着围裙扮外婆的。

这场面，有些熟悉，又跟我小时候有些不同。记得我小时候玩过家家，系着围裙煮饭的是妈妈，陪着孩子讲故事的是奶奶或者外婆，爸爸多半在家里换换灯泡、修修玩具，偶尔叉着腰，训斥一下不听话的孩子，那是一种权威。

现在，估计爸妈都在外面忙事业去了，抱孩子、带孩子、煮饭、收拾家务整理家居的人都变成了奶奶、外婆，爸妈偶尔回来也被手机缠身，难得有时间陪孩子，更别提系上围裙下厨房了。所以，越来越多的年轻人不会做家务，要不是老人在家，这家就成了睡觉、休息、玩手机的地方，活脱脱一个旅馆，没了那份热乎。

快到新年了，小女子开始整理自己的房子，慢慢地，在打扫卫生、整理衣橱、装扮客厅、清理厨房、煮饭洗碗、洗衣拖地之间，发现自己对这栋房子有了一种不一样的感情，尤其每次忙活折腾半天之后，坐在茶台前，泡上一杯热茶，捧上一本小说，再配上一首古琴曲，那感觉，无以言表，越来越喜欢宅在家里安享这份自在了，也终于体会到了那浓浓的家的味道。那一刻，我突然明白了之前恩师说的，其实很多人都不会过日子。

是的，不会过日子，自然无法体会家与房子的不同。房子是物件，家是容纳了亲人间很多记忆、很多故事的地方，家归家，房归房，于家而言，房子不是最重要的，重要的是要在房子里过日子，要让这栋房子盛满了爱的记忆。

啥是过日子？其实就是吃喝拉撒睡、柴米油盐酱醋茶，这些最平凡不过的事情，点点滴滴地积累起来，才能滋养家人的心，然后从心里长出一根苗，慢慢地，这根苗在家里生根发芽，茁壮成长，一头牵着家人的心，一头牵着家，当然包括家里的人和家里的柴米油盐酱醋茶。

家是心的归宿，过日子是心的养分，家里要有人过日子，否则这心断了粮，家就成了房。所以，没事的时候，多回家拾掇拾掇，整理整理，好好过日子。

合上日记，似乎现在都还能感受到当时的温度。不过从那以后，我真的变了，因为那天我突然发现，自己很多家务事都不会做，也没怎么做过家务事。因为不做，所以在我眼里也没啥家务事，家务事变得不重要、没意义。几年前，我总觉得家务事没啥大不了的，无非擦擦抹抹、整理整理、归拢归拢，这些小事做起来太浪费时间，所以我整天在外忙活着我的大事，于是乎，在我眼里很多事情都变成了小事。慢慢地，这根心与家的纽带越来越细，直到有一天我发现我的家似乎不是我的家，于是我开始学习如何经营我的家。

用心做下来，慢慢地我知道了一些简单得不能再简单的事情，“家里家具的选择要以舒适宜人为准”，“物品的摆放要以顺手方便为原则”，“物品的数量要以满足需要为限度”，“家应该是一个可以心无挂碍、安定无扰的港湾”。终于，我的家有了家的样子和味道。

Week2 理

行走，很简单，只需要站立，然后逐步重复抬臂、动腿、甩臂、落脚四个步骤便可，尽管简单至极，但因为行走中会调动全身60%–70%近四百多条肌肉，以及全身所有的经络与气血，而每条肌肉每条经络每缕气血都因它们状态的不同、它们在走路时发挥的功能作用状态不同，展现出不同的外部形式，即本书中强调的走姿。

行走中的每一步是如何完成的？如何在行走中掌握身体的平衡与协调？本周我们就带着这两个问题逐步了解智慧行走的具体方法。

Day1. 智慧行走的预备式——站

1. 站有站相

于行走而言，站立是前提，是行走的预备式，所以站立时站姿是否端正、心态是否平静、身体是否放松、呼吸是否调匀，是开始智慧行走必不可少的预备式，是智慧行走非常重要的基础。同时，站立时的站姿、心态、身体状态、呼吸状态等要素也构成了所谓的站相。

自古讲究站有站相、坐有坐相、走有走相。一个不务正业的浪荡公子哥，走路摇头甩尾，一副不管不顾、万事无所谓的浪荡相。试想一下，如果他愿意并且能够约束一下自己、改变自己的走姿，便会有一种自律、自我管理的意识，这种意识再蔓延、拓展、沉淀、积累，长此以往，这种约束、自律的情形会越来越多。这浪荡公子哥不仅走路的姿势会发生变化，他的行为模式与思维方式也会受到影响发生变化，然后他身上那浪荡不羁的样子便会越来越少，别人也不会用浪荡公子哥的形象给他贴标签了，最终也就改变了他的命运。即所谓，心正路正，改变一个人的心智与性格完全可以从改变他的站相、坐相和走相开始。

2. 站姿端正的基本要点

基本的站姿有这些需要注意的关键点：

从正面看：全身中正，精神饱满；两眼平视，表情自然；两肩平齐，沉肩坠肘；两臂自然下垂，两脚略微分开；两脚跟在同一条线上，左脚可略向前一点；两脚尖张开正对前方，身体重心落于两腿正中。

从侧面看：两眼平视，下颌微收；腰背挺直，双手自然沿双腿两侧放下；整个身体挺而不紧，松而不懈。

采取这种站姿，不仅会使人看起来稳重、大方、俊美、挺拔，还可以帮助站立者调整呼吸，改善血液循环，并在一定的程度上缓解身体的疲劳。

不过，相比这些动作要领，最注重的还是一种境界——以自然、舒适为度。

举例而言，提到站姿，我们最容易在脑海中浮现出的一幕应该是军人的军姿训练。背丁字架，让肩背挺直；往衣领上插大头针，防止偏头、低头和仰头；膝盖中间夹木板，然后缠上背包绳，整治O形腿；把扑克牌夹在手指尖，手一放松，牌就会掉，牌一掉，屁股上就会挨一脚……这些方法虽然严格残酷，但对训练中正的站姿而言极为有效。往往我们在街上看见一个人的站姿、走姿极为中正威武时，都会禁不住闪过一念，“这个人可能当过兵”。

所以，站姿有适用于一般场合的基本要点，也可以针对不同场合、针对不同角色不同岗位的要求，植入一些不同的因素，形成各个行业的专有站姿标准。这也是我们见到不同的人，能大概猜测出其所从事行业的缘由。前面所说的军姿，便是在基本站姿的基础上，加入了关于军人职业特征要求的因素，比如服从命令、忠于职守、严格自律、仪表威严等。还有常见的，比如服务业服务员的站姿，往往要求站立时身体适度前倾，在以示尊重的同时也可以保证在看见顾客有需求时能第一时间走出去给顾客提供及时的帮助。

3. 站姿训练的小方法

靠墙站立：训练头颈脊柱部位的中正。

脱掉鞋子，背靠一面光滑的墙体站立，做到以下要求：后脑勺、肩膀两端、臀部、小腿肚、脚后跟，五点一线，紧贴墙壁，微微收腹。站好之后，尽可能地体会并保持放松的状态，即，每个部位不要有紧绷的感觉，尤其是腘窝处、腰部、颈部等几个连接点。

这样长时间坚持，不仅可以训练中正的站姿，还能调整身姿体态，使身体的线条更加优美，身姿更加挺拔，避免哈腰驼背，起到塑形减肥的作用。

当然，这种方法在刚开始训练的时候会觉得非常累，不能坚持太长时间，不妨先尝试坚持 5 分钟，再循序渐进，直到可以站立 30 分钟。坚持一个月左右就会有明显效果。

在站立前，可以稍微做点准备活动，比如拉拉腿筋，伸伸胳膊，活动活动肩膀、头颈。站立后，可以慢走或者躺在床上尽量使双腿抬高，让血液回流。还可以泡泡脚，以使全身得到很好的放松。

Day2. 智慧行走中头颈部要点

1. 头部中正上提，面部放松，下巴微收

头部保持中正，头顶百会穴的位置正朝天空，并感觉有股力量向上提拉头部，以至于通过头部这股力量的提拉，似乎把我们的颈椎乃至脊柱的每一节都拉伸得笔直。可以想象自己像个玩偶一样，有一条绳子穿过你的头顶用力向上提拉。

抬头，眼睛平视前方；眉心舒展，面带微笑(最好能在内心重温一些开心时刻)；嘴角上扬，额头、眼睛、耳朵、鼻子、嘴巴、脸颊、面部所有部位均保持放松。这里可能有点尴尬，每每这样告诉朋友的时候，朋友都会问，怎样是放松呢？我回答，自己摸摸，眉头皱着自然是没放松的，脸上的肌肉紧张摸起来硬硬的自然也是没放松的。

下巴微微收回，这样才能保证头顶正对天空，如果这个时候在面前放上一面镜子，会发现在镜子里几乎可以看见却又完全看不见自己的双下巴。这个姿势我们在坐着的时候也可以多练习，可以让后脑勺、颈椎都有效地拉伸舒展开，帮助颈椎、脊椎很好地放松，也可以有效地缓解“坐班一族”的肩颈烦恼。

2. 颈部中正、放松

颈部作为头与躯干的连接点，其在行走过程中的状态对于保持身体的直立与中正至关重要。颈部保持中正的状态，可以有效地保证整个身体的中正，同时要注意颈部需要有一定的支撑力。之前看见很多朋友在走路时，因颈部无力或因自己无自主意识，颈部不停地晃动，导致头与躯干在行走中也十分不稳定，走姿十分无力不受控。

行走的过程中，颈部依然要保持放松。颈部是气血流经之处，内含淋巴循环系统，尽可能地放松颈部，一方面可以确保相关经络的畅通与气血的流通；另一方面，也可以让行走之人更清晰地感知到身体给到头脑的信息反馈、更清晰地觉知到自己在走路中的状态。

3. 头颈部保持适当弧度

头颈连接处的颈椎本身就是有一个自然生理弧度的，但随着人们在生活工作中频繁使用不良姿势，经常伏案工作或低头玩手机，导致颈椎部位弧度变形、变直甚至呈现反向弧度的情况，表现出头部供血不足、高血压、脑动脉血管痉挛等症状。如果我们想调整缓解这种病症，恢复颈椎部的自然生理弧度或者减少病痛，在走路的时候可以以大椎穴为水平线，下意识地向后平移微微拉伸颈部，颈椎保持中直，将下巴微收，头顶正对天空，这时颈部自然会出现一个适度的弧度。这个动作可以让颈椎合理支撑头部的重量、舒缓颈部肌肉的压力，也能让颈部线条更流畅和优美。

4. 头颈部训练的小方法

随时觉察：训练头颈部的中正状态。

在工作、生活中养成随时觉察并调整头颈部中正状态的习惯和意识，而不仅仅在行走的时候，比如工作间隙突然觉察到自己头颈部紧张时，可以立即放松做出调整；觉察到自己头颈部偏向某一侧时，立即做出中正调整等，逐渐将头部中正上提、面部放松、下巴微收，颈部中正、放松，头颈部保持适当弧度这一状态形成自己的身体记忆和一种下意识模式。这种平时日常的训练极为有效。

Day3. 智慧行走中肩部要点

1. 肩臂放松

尽量放松双肩，可以想象一下，似乎有两股力量沿着两只手臂向下拽住双肩。同时，大臂、手肘、小臂、手腕均保持放松状态。双手自然握成空心拳，大拇指与食指轻轻相触，其他三指自然放松微微弯曲。这个姿势，在太极拳的练习套路里被称为“垂肩坠肘”，可以很好地舒缓双肩的压力。

现代人承受的各种压力巨大，这些压力虽然看不见摸不着，但因为其实实在在地存在于我们的头脑中，头脑会于潜意识里下达指令，让我们的身体尤其是肩膀调动力量予以支撑这种无形的压力，所以我们可以看到生活中背负很大压力的人，他的肩膀往往是端着甚至有些耸着的，像背着一个巨大的包袱。有这种表现的人，尤其注意在走路的时候放松自己的肩臂，舒缓无形的压力。

2. 肩关节发力

肩关节发力旋转是行走时上半身的主动力。以右侧肩关节为例：右侧肩关节向斜前方摆出，右大臂随着肩关节向左前方自然送出，随之带动小臂向左前方摆动，右手自然呈空拳状，沿右侧身体摆动至前方与身体成一定度数的夹角。如图 2–1。这个夹角的度数不同，肩臂拉伸幅度与拉伸舒缓的经络就不同。所以，在以某一方面为训练目标的时候，可以根据训练重点调整这个摆动夹角。走路的时候，像这样的细节还很多，对不同细节细微的调整，坚持下来便会有不一样的调整效果。所以古人才有“失之毫厘，谬以千里”之言。

右侧手臂
向左前方
摆动，与
身体呈现
15度夹角

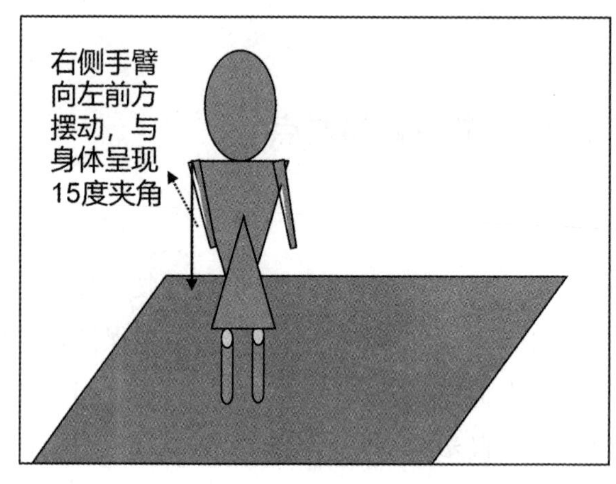

图 2-1　手臂摆动与身体形成一定度数夹角

3. 双肩稳定

肩关节在发力过程中，行走者对躯干、肩膀要有轻微的控制，不能让躯干和肩膀随着肩关节的前后旋转而大幅度摆动，即躯干、肩膀、肩关节彼此之间既紧密联系、又相互独立，几个部位为了行走这个目标各自分工、共同协作发力，但每个部位都是一个单独个体不互相粘连带动，不互相奉迎亦不互相牵制，这个境界与我们为人做事的原则一样，惜缘而不攀缘、随缘而不执念。在这样一种关联下，在行走中双肩虽然会随着肩关节的旋转有些许前后旋转，但实则是一直保持水平面上相对稳定与支撑的。行走中肩部切忌不可上下摇摆，否则难免呈现一种不沉稳不可靠的肢体语言与气质。

4. 肩臂部训练的小方法

电脑键盘前：训练肩臂部的放松状态。

目前的上班族，每天大多数的时间都会坐在电脑前，双手放在键盘上敲来点去，而且大脑还在不停地思考，向双手发出各种指令。这种状态难免会让人整个身体僵持、身心紧张。一天坐下来，不仅腰酸背痛，最难受的便是肩臂手了，据说还专门有种症状叫作“鼠标手”。如果能在工作中面对电脑时，有意识地训练肩臂部的放松状态，不仅可以缓解上述症状，而且有助于释放肩臂旧有的紧张记忆，提升自己的觉察力，极为有效。

Day4. 智慧行走中背部要点

1. 脊柱中正

这里讲脊柱，以颈椎、尾椎为两个端点，两端保持中正且处于相对稳定状态，中间的脊柱自然会中正。放松脊柱并让其随着肩部与髋部的旋转而自然摆动调整，摆动过程中，行动者不主动发力予以干扰。脊柱是支撑身体的重要部分，站坐行卧，身体都需要脊柱的支撑。尤其是行走，不仅需要脊柱的支撑，还需要在行走中，由脊柱各个椎体之间的柔韧度与动态配合保证和促成双肩与双胯之间的扭动发力，所以，在行走中，脊柱不仅起到支撑作用，还有重要的联动传导作用。而这个联动传导，需要脊柱自身保持一定的中正度，否则这种传导便会影响发力的方向，影响行走的方向以及整体走姿的协调性。在生活中，有很多人因为坐姿不端正导致脊柱变形，身体朝某一个方向倾斜，在行走中其行走路线自然也会朝着这个方向偏离，也会表现出左右两侧身体摆动的不协调。

2. 背部放松

行走中，背部上中下各部分包括脊柱全段尽可能保持放松状态，并随着行走的节奏自然摆动，切不可主动发力。人体背部分布有很多肌肉、穴位和经络，任何不正确的姿势都会对其产生影响。一个人在生活中经常需要保持某种体态，如脑力工作者久坐、体力工作者久站和经常弯腰等，从事不同职业的人有不同的经常性体态，这种经常性体态会使背部的肌肉群承受某种习惯性、经常性的刺激，导致某种习惯性紧张状态，以致这种紧张状态在平时都会存在，难免会影响人们的健康。所以，我们利用行走的时间，尽可能地放松背部肌肉群组，打破其习惯性紧张状态，可以有效地促进背部健康乃至身体整体的协调度。

3. 脏腑放松

行走的过程中注意肋骨内的脏腑放松，尤其胃部、小腹，这种放松属于身体内部深层次的放松，很多人最初尝试的时候难有体会。没关系，不用着急亦不用刻意追求，可以试着让自己先安静下来，把注意力放到身体内部，比如腹部，然后体会腹部一呼一吸一起一伏的感受，体会呼吸之间腹部那种不被施加任何力量刻意控制的感受，这种状态便是一种放松的状态。胃部也是如此。安静下来，细心体会，很多人会慢慢发现自己的胃部经常处于一种紧张甚至痉挛的状态。其实，就中医而言，胃部是人们情绪的大脑，任何情绪的积累都会在胃部留下记忆。生活中我们也常常会遇到类似的状况，比如很生气的时候，我们会觉得胃胀、没有胃口，吃不下任何东西，也不知道饿。还有，有的人特别喜欢生闷气，他的胃部功能往往也会很弱。在行走中注意放松胃部，特别有利于帮助这些人缓解和释放旧有的一些负面情绪与记忆。

4. 背部训练的小方法

三餐中：训练背部的中正状态。

现代人越来越不把吃饭当回事儿了，很多仪式感都消失了。记得太宰治在《人间失格》中描述的一家人一起吃饭的固定仪式，虽然很是令其本人恐惧，但终究是一种仪式，每个人背部中正、不言不语不出声音，只是默默用餐，这样做对于身体的营养吸收而言也是有帮助的。但现代人经常是把吃饭的时间多元化利用，聊天、刷朋友圈、看电视，饭菜反而成了一种顺带放进嘴巴的事情了。如果能在一日三餐中有意识地加入训练背部中正与放松状态的元素，专注吃饭用餐的同时，但凡有觉察到自己的背部倾斜，调整即可，不用过于刻意，毕竟吃饭的时候就好好吃饭才是关键。

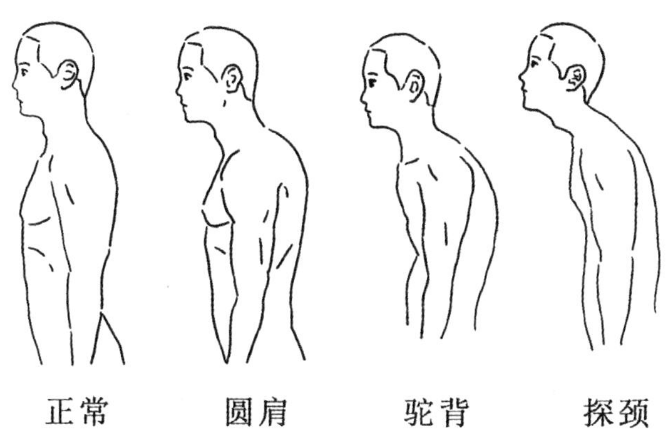

图 2-2　肩背颈的四种状态

Day5. 智慧行走中腰臀部要点

1. 腰臀中正

腰臀保持中正。腰与臀在下半身的功能类似于上半身的肩与脊柱，所以，行走过程中，保持腰臀的中正十分重要。现代人，因为经常采用单脚承重单脚点地的姿势站立，或者单脚承重斜靠着墙壁、栏杆站立，跷二郎腿坐着等姿势，站立行走时，两脚间承受身体的重心明显偏离，这种现象不仅会导致上半身脊柱倾斜，在行走中也会影响两腿的发力方向以及发力大小。因此，在行走中注意觉察自己的腰臀体位，尽可能地保持腰臀中正，可以有效地调整这种偏离状态，缓解这种偏离对脊柱产生的压力，缓解双腿承重不均衡的状态，从根本上解决两侧髋关节不平衡的问题。

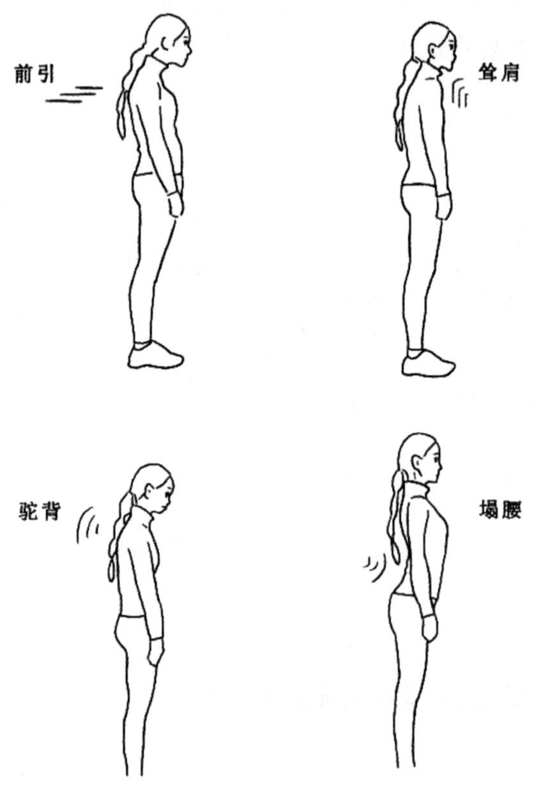

图 2–3 肩背颈腰的四种状态

2. 腰臀放松

行走过程中，腰部放松、臀部放松、肛门放松——除髋关节发力外，其他部位均须保持放松状态。相对而言，臀部放松比较容易做到，因为臀部肌肉群组较多，大多数人都能够清晰地感受到这些肌肉群组，但需要注意的是放松但不能懈怠，否则容易造成臀部的松垮。腰部放松相对来说会难一点，尤其是既要腰部发力同时还要放松，其中的细微之处还需要行走之人静心体会。腰部放松的重点在于保持尾椎骨与骶骨的自然状态，不过度用力向前或后突出。放松腰部可以有效舒缓腰椎间盘突出的病痛，对于女性而言还可以有效地缓解带脉即腰腹一周的气血流通状态，避免带脉一周的脂肪堆积。

3. 髋关节发力

髋关节发力旋转是行走时下半身的主动力。以左侧髋关节为例，左侧髋关节发力，左侧臀部抬高，带动大腿抬高，膝盖放松，小腿自然跟进，脚部自然抬起。此时，与上半身的右侧肩关节发力共同构成前行动力，推动身体重心在左右交换中实现前移。这个环节，经常会出现的一种情形是行走之人左右侧发力不均衡，带动大腿发力的力度与方向不一致；另一种情形是髋关节发力带动大腿抬高时，不是直接向上向前方带动大腿，而是向斜前方拖动、推动，更有甚者是髋关节无力，完全靠臀部肌肉左右摆动的势能带动双腿左右前移。第一种情形的结果是走路人的行走路线总会朝一个方向偏离；第二种情形是走路的时候，重心不稳，轻飘飘的，给人一种不踏实的感受；第三种情形则完全是一种辛苦，仿佛走路时双腿都是拖着向前挪的，整个人看起来完全没有活力，更谈不上激情。

4. 腰臀部训练的小方法

睡前：训练腰臀部的放松状态。

每晚睡前，躺在床上，练习腹式呼吸放松腹部、腰部和臀部，关注全身各部位的逐步放松状态，可以达到训练腰臀部训练的效果，同时有利于提高睡眠质量。

Day6. 智慧行走中腿脚部要点

1. 腿部脚部放松

大腿、膝盖、小腿、双脚，尤其膝盖部位，注意放松，不要用力紧绷拉直。腿与脚是承载人体全部重量的支撑，具有惊人的承重能力。据研究统计，一个体重 50 公斤的人，双腿双脚每天累积的承受总压力在几百吨上下。所以，日常生活中加强对双腿双脚的养护十分重要。这种养护通常有两种形式，一种是静态的休息，一种是动态的调养。静态的休息，最好的方式是平躺在床上，或者坐卧在温水浴缸之中，让双腿双脚较好地放松；动态的调养，最好的方式是在行走之时，让双腿双脚在运动中自然舒缓、于放松的状态发挥彼此的协调配合，在共同协调中实现身体整体功能的循环调理，以流动的气血循环滋养双腿双脚。相比而言，后面这种动态调养方式更为有效。

2. 脚底滚动

人的一生之中，双脚平均触地次数超过 1000 万次。每次触地对于脚踝与膝盖而言，都是一股力量的冲击，所以我们采用什么样的方式完成每次触地动作，对于身体而言有着十分巨大的影响，何况这种触地动作经常是连续数小时不间断的情形发生着。最为有益的方式是，在脚底落地之时有意识地关注落地的力度和方式，采取脚跟先触地，脚面再逐步依次触地，最后到脚趾触地，同时给出一个向前向上的推力，支撑身体完成一次向前移动的动作。具体而言，以左侧脚底落地的过程为例，我们仔细描述一下每次的触地路径，左侧脚跟先与地面接触，脚底缓缓落下，将重心缓缓从脚跟沿足弓外侧“滚动”前移至足弓前侧，直至脚趾，过程中身体重心缓缓调整。

3. 脚趾发力

依然继续上述步骤，当左侧脚底滚动至脚趾接触地面时，脚趾发力推送，身体的重心在此刻全部转移至右侧脚跟。我们行走的每一步，其实最终都是以脚趾、更精准地说是大脚趾的推送实现的向前跨越。而我们常常忽略这种推送，甚至很多人走路的时候不用这一步依然可以完成行走，但这种情形下，脚部的受力分布会发生相应的变化，如若姿势不当、受力部位自身较为脆弱，可能会因长期走姿受力不当而受伤害或者导致步伐不稳、拖沓、不利落等状态呈现，并对行走者的走姿、形象乃至心智状态产生相应的影响。具体而言，在实际的行走训练中，我们可以通过调整每一步每一次触地过程中，脚底不同部位的支撑力度状态乃至不同脚趾的发力状态，来实现对身体健康状况的调整和养护。

4. 腿脚部训练的小方法

跟朋友闲聊中：训练脚趾的灵活状态。

跟朋友闲聊，一坐就是一两个小时，坐久了，腿脚自然容易麻木。在这个过程中可以用几个空隙间进行脚趾灵活度训练，让脚趾在鞋里左右上下活动一下，训练一下脚趾的灵活度。这个游戏也可以在家里跟孩子一起训练，对于孩子而言会是一项很有趣的游戏，比如用脚趾划石头剪子布之类的。这样偶尔为之，既不影响聊天，还有效缓解久坐带来的影响，一举两得。

Day7. 关于智慧行走的几个特殊说明

1. 上述所有要点仅仅是调整身体平衡的具体指导而非行走的标准走姿规范

这里不得不提醒一下，智慧行走没有标准的固定模板，犹如陈明生老师在寄语里强调的球形思维一样，每个人在不同的时期、以不同的角色、有不同的走姿呈现，不可能提炼出一套所谓众人皆适用的标准走姿规范。因此智慧行走没有模板。

这一点也是智慧行走的智慧之处，即每个人的行走都代表着这个人自己的智慧成果，有着自己的特点和节奏。不过走得如何、好与不好，从其个人的视角还是可以有一个衡量的标准的。这个标准便是其行走状态是否与其当下角色和心境相匹配以及匹配度的高低。

所以，本篇对于智慧行走做的一系列说明与阐述，仅仅是在面对身体调整需要时可以参考的一种调整体态平衡度与协调度的指导，是当我们不加任何条件与角色限制，仅仅为了寻求身体的平衡度与协调度时，可以参照的走姿训练的概括性说明与解释，并非是我们每次行走时必须奉行的标准。若在行走的每个阶段，把这个状态作为标准性规范动作，反而是自寻烦恼，丢了一份对行走时的觉察。切记，身体是自己最好的镜子，关注每个阶段身体给予我们的反馈，是对自己最好的认知与了解，是让自己更好地关爱自己的依据与重要前提。

2. 智慧行走中要注意时刻保持觉察与专注

我们建议在每次行走时，行走者能够静心专注、回归本心、顺其自然。把全身作为一个整体，以腰脊为主线，发力带动四肢，身体各部位的关节点尽可能地放松并保持一定的灵活度，全身肌肤筋腱尽可能地保持松柔顺软。过程中，身体的各个部位均围绕着行走这一整体目标协调配合、有所靶向、不可过分随性，尤其是肩颈、四肢切不可自行发力随性自动，应随腰脊之动而动，以免造成肩颈与四肢出现脱离整体协调度的局部运动情形。同时，各个部位也要按照自己的职责圆满完成自己的任务，不可模糊不清地一笔带过、顺势滑过，丧失了自己存在的意义与价值，否则，细微的缺位将使整体的行走效果大失水准。

总之，智慧行走中，身体的每个部位、动作的每个细节都是行走的重要组成部分，不可或缺，亦不可过度，最难得的是彼此之间的协调与配合的那个度是“恰恰好”状态，这种状态是需要在实际行走中不断调适方能找到的。同时，在行走中，这种状态又是行走者身体健康状态与其行为习惯、思维方式关系如何的一个缩影、一面镜子，三者及三者之间的关系都将通过行走者在每段走姿中一一呈现，因此，我们通过行走者的走姿可以清晰地觉察到行走者当下的情绪状态与健康状态，我们也可以对照行走者当下的心理需求为其下一次行走提出具体的调整方案。

保持行走过程中的觉知，让行走对于我们的生命体验而言更有意义，以上便是智慧行走的智慧所在。

3. 行走过程中值得注意的几个关键词

一是中正、自然、放松。头、颈、脊柱、腰臀始终保持中正、自然放松状态。

二是两个相对旋转。即：左肩右髋相对旋转与右肩左髋相对旋转，旋转的过程中尽可能关注肩关节与臀部髋关节两个发力点即可。其他部位在旋转过程中均系发力点带动所致，并无主动发力。

三是两个发力点。行走中，仅有髋关节与肩关节两个发力点。除了这两个发力点之外，胸腹背、大腿内侧等多个部分都会受力或用力，即走路过程中全身肌肉都会参与其中，但在过程中可以细细体会具体发力点与其他部位顺势带动用力的不同。

四是两个相对稳定点。行走中，脊柱两端，即颈部与尾椎骨保持相对稳定，基本不动。两个相对旋转过程中，脊柱中部会随着重心的转移交换而自然摆动，因此，脊柱保持中正、自然放松的状态十分重要。

五是脚部着力点滚动。行走中，脚部着力点于脚面自脚跟向脚尖缓缓滚动。脚面在接触地面时，系脚跟先接触地面，然后沿着足弓外侧滚动至足弓前侧，再至脚趾，最终脚趾发力推送身体重心全面交换。

六是身体重心交换。行走中随着两个相对旋转，身体重心在中线向左右两侧转移。很多人在行走过程中身体重心不交换，导致身体不平衡不协调。需要说明的是，身体重心左右交换的过程是由脚部着力点滚动进行调剂并协助完成的。

七是专注。行走中要尽可能保持身心一起走的状态。放下手机，排除杂念，闭上嘴巴，专注行走。在行走中体会身体与心的交流。把身心协调一起走的这段时光，完全交给自己。

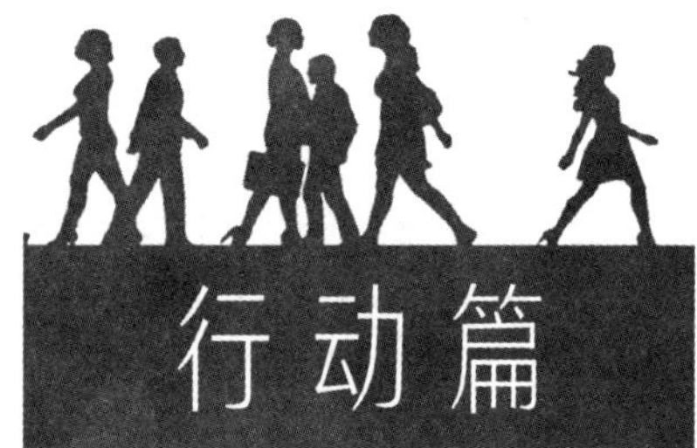
行动篇

Week3 实

学了两周，终于可以开始上路了。本周的主题是“实”。学得好不好，需要在实践中检验，需要踏踏实实地去做，而不是停留在浅层面的理解，虽然理解也很重要。这周，我们便在具体行动的过程中，实实在在地与我们的固有习惯面对面，观察、接触、打破它们。有言道，解决一个问题最根本的前提，便是敢于面对它、正视它，之后才可能解决它。

让我们回到蹒跚学步的一岁前，重新开始用心行走。

Day1. 用脚跟叩拜大地，感恩她给予我们的承载

1. 农耕时代的人们无时无刻不对土地充满敬畏与尊重

大地是人类的母亲，古人一直十分重视对大地的感恩与敬仰，他们会以自己的形式，比如各种祭祀活动感恩大地给予人类的馈赠。人们珍惜每一寸土地产出的粮食、与土地上的一草一木一山一水和谐相处，并以此表达自己对土地的敬畏与尊重。那个时代，人们从来不会试图挑战

土地的权威，不会刻意去征服大自然，人们与大地和平相处着。

在这种价值观的基础上，人们对于统治者提供的社会治理规则也充满敬畏与尊重，儒家思想、三纲五常自然而然地植入老百姓的日常生活中。这些虽因为当时统治阶级的立场不同而有些糟粕，但从形式而言，人们对自然、对给自己营造生活空间与秩序的国家统治者、对给自己提供生产生活资料的地主、商业主报以一份敬畏、尊重与感恩，是促进那个时代发展的有效保障。

2. 试着在脚跟着地时心怀感激向大地叩拜谢恩

随着社会发展，生活节奏越来越快，人们经常忽略了大地的存在，甚至忽略了自己、忽略了每时每刻的体验感，每天不是为了明天的生计奔波便是为了昨天的遗憾补救，总是不能让自己全身心地投入当下、过好现在。

站起来，抬起腿，迈开脚，从站起来那一刻起便将身心拉回当下，在迈出每一步的时候，用自己的脚跟与大地接触，让自己的身心向承载自己生命的土地叩首感恩，感恩大地通过脚跟传递给我们的支撑与力量，收获那一刻抚慰心灵的一股暖流。

想起两件事儿。一个是知名主持人李咏因病离世，留给妻儿一封浓情蜜意依依不舍的书信，“如果有来世，我一定要身体倍儿棒，哪怕做个农夫，也要健壮陪伴着你安度晚年，也不要做荧光下那个闪闪发光的快乐李咏”；一个是重庆万州市的一辆 22 路公交车冲下长江二桥坠入滚滚长江，15 名司乘人员的生命从此不在，家人亲属们纷纷后悔出门前没有对早上匆匆分开的亲密家人抱抱亲亲，出门的那一瞬转眼便成永别。

所以，回到当下、回到生活、回到工作，别让自己因生命的无常在某个时刻猛然发生时后悔不已，让自己在工作与生活中时刻与身边的人和谐相处、与身边的事互相成全、与身边的环境紧密相融，时刻感恩给自己提供成长机会的公司、平台，时刻感恩给自己生命的父母，时刻感恩陪伴自己的伴侣、子女。感恩常在。

3. 觉察一下自己迈出每一步时脚与大地的接触方式

还记得你的脚与地面接触的第一时间是怎样的情形吗？后脚跟、前脚掌、全脚底，哪一个部位最先着地或者在着地的第一时间最用力呢？

可能不确定吧。没关系，大多数的人都不确定。

经过对身边案例的总结，概括起来主要有三种情形，我们一起来了解一下各种情形的不同走姿状态。

第一种情形，后脚跟先着地。这种着地方式的行走者，身体重心更接近背部后侧，行事中给人稳健厚重的印象。以这种着地方式迈出的每一步都踩得比较稳比较实，身体各部位在动态的行进中更容易保持一种平衡协调状态。其弊端在于行走过程中若要突然调整方向，则其灵活应对性会有所欠缺，犹如一艘在海上行驶的大船突然要调转方向必定不易一样。仔细观察，大多数领导者的落脚方式都属于这一情形。

第二种情形，前脚掌先着地。这种着地方式的行走者，身体重心更接近胸腹部前侧，行事中给人灵活多变的印象。以这种着地方式迈出的每一步都踩得比较轻比较浮，身体各部位在动态的行进中不容易保持某种平衡协调状态，但行走的方向可以随时调整改变，有充分的灵活性和可能性。一般而言，小孩子以及很多做营销工作的年轻人的落脚方式都属于这一情形。尤其小孩子，刚刚学会走路，走起路来一颠儿一颠儿的，感觉他随时要摔倒的样子。

第三种，模糊不清甚至全脚着地没有一个最用力点。这种着地情形的行走者，身体重心多半放在下半身的膝盖、小腿甚至脚腕处，其上半身部分一般会呈现比较明显的左右摆动状态，行事中给人比较听话照做但又时刻需要监督督促的印象。以这样的着地方式迈出的每一步都踩得比较重比较满，身体各部位在动态行进中不容易保持某种平衡协调状态，但行走的方向总体是稳定的，不容易发生大的改变，对突然调整方向的灵活应对能力也不强。一般而言，在相对严苛的家庭教育氛围中成长起来的人属于这一情形。这种不平衡状态与第二种的状态不同，这种状态主要缘于日常行为习惯对身体造成的影响，即身体记忆；而第二种状态主要缘于思维习惯对身体造成的影响，即头脑层面的经验积累。

了解了三种脚部着地的用力点情形，现在可以对照表 3–1 看看你的脚是如何接触地面的，这样的接触会给你整体的走姿带来怎样的影响。

表 3–1　脚部着地情形

着地方式	走姿特点	性格特点	典型人群
后脚跟	重心在后背侧	稳重踏实	领导者
前脚掌	重心在胸腹侧	灵活多变	销售人员、青少年
全脚底	重心在膝盖以下	听话照做须督促	基层工作人员、成长环境严苛的年轻人

Day2. 让脚底滚动起来，从脚开始唤醒我们的活力

1. 充分运用好行走的最直接外助力——关注脚底与地面的摩擦与互动

行走中最直接的外助力来自脚底与地面的摩擦与互动。如何充分利用这份外助力让行走者在行走的过程中更好地调动全身心的内外部协调运动，值得行走者仔细了解与觉察。如图 3–1。

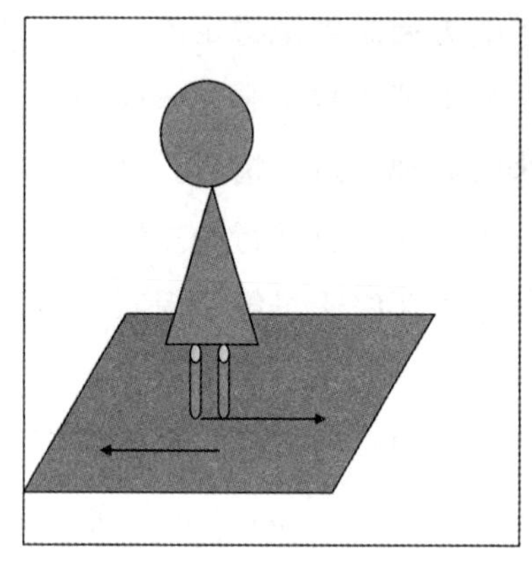

图3-1 行走中的最直接外助力——地面摩擦

辩证唯物主义强调事物的发展变化与事物间的普遍联系，其实宇宙万物都是相互联系、共同发展的。人们在行走的过程中，也是通过人与大地的相互联系而实现能量交换，从而促进行走者在行走的过程中可能发生诸多的变化情形。

运用这份支撑行走的外助力，可以成功实现调动行走者身体内部的运动协调。

2．了解一下人体脚部的足底反射区

《黄帝内经》强调天人合一、强调人身体的智慧、强调身体内部各个脏腑气机的阴阳相调与关联性，所以有通过望闻问切、通过一些特定部位的反射区状态，诊断一个人身心状态的系列方法论。比较常见的有手诊、足诊、耳诊、舌诊、脉诊、面诊等。这里，我们主要通过其中关于足诊的理论了解一下脚部的反射区。

通俗地讲，反射区是遍布全身的神经聚集点，它们与身体各器官相对应，比如手、足、耳等反射区，它们与身体的五脏六腑、头部的大小脑、淋巴结、内分泌腺、肌肉、关节紧密相连。每个器官、部位的神经末梢，在手、足、耳等部位都有一个固定的位置——反射区，它们相互呼应。所以，如果哪个器官发生了病变，相对应的反射区就会出现很多不良现象。

脚上一共有六十多个穴位七十多个反射区。咱们的两只脚往那儿一放，就像一个人盘坐在那里。五个脚指头最上面是前额反射区，接着是大脑、小脑、眼、耳、鼻反射区，脚心上有心、肝、脾、肺、肾、胆、胃、胰反射区，下面是大肠、小肠、十二指肠、膀胱、肛门反射区，脚跟是生殖腺反射区，脚的外侧是肩关节、肘关节、膝关节、坐骨神经反射区，内侧是脊柱反射区，脚面上是扁桃体、喉、气管、食管、乳房、肋骨等反射区。如图 3–2 所示，一一对应。

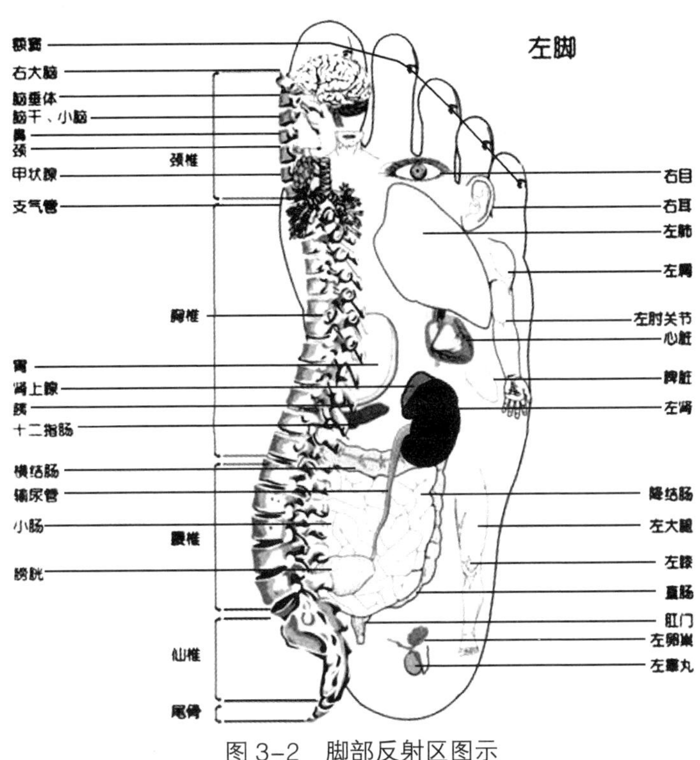

图 3–2 脚部反射区图示

此外，足部血管神经分布密集。足三阴、三阳经在脚部相互贯通，通过经络系统与全身连通。所以说，脚部是人体信息相对集中的地方，能直接地呈现人体健康状态，是反映人体各种情况的一个微缩体。

鉴于此，很早以前我国就有“足部反射区疗法”，医者会针对不同的病情选择适当的反射区通过推拿、刮痧等疗法对其进行刺激，调整相应脏腑经络气血功能状态，从而达到治疗疾病的目的。同时，也可以通过反射区所在位置的状态，诊断出身体对应部位的病因病情。比如，现在常见的拇趾外翻。拇趾外翻发生的主要原因是穿高跟尖头鞋。不正确的鞋形产生许多挤脚的压力点，压制了脚趾特别是大脚趾的血液供应，使血管末梢沉淀物积存在大脚趾即头部反射区的位置上，形成阻结。久而久之，随着大脚趾的畸形可能产生偏头疼或甲状腺、支气管、耳、眼、鼻、肩、肺等部位的疾病。

3. 让脚底滚动起来，唤醒身体活力

智慧行走的过程中，通过脚底滚动可以有效激活脚部反射区。同时因为对脚部反射区的了解，我们可以通过调整行走中脚底滚动的力度、顺序、位置等因素，有针对性地定向刺激，从而调整相应反射区的功能状态。

放慢动作，看看脚底滚动的全过程细节。行走中，以左侧脚底落地的过程为例，左侧脚跟先与地面接触，脚底缓缓落下，将脚部着力点缓缓从脚跟沿足弓外侧“滚动”前移至足弓前侧直至脚趾，过程中支撑并配合身体完成左右重心的逐步调整。

这个过程中，需要脚底稳稳地踩紧地面，强调在行走中细心体会脚与地面接触的感受，强调每一步都要脚踏实地，脚跟先落地，着力点从脚跟沿足弓外侧滚动前移。这一系列的动作，实则是在借行走者体重为助力对脚底穴位、反射区以及脚部肌肉、骨骼进行推拿按摩。

这种推拿按摩是一种自然的、非外力的身体自我疗愈方式，绝对简单而且纯绿色环保，是身体生而具备的一项基本能力。这种方式使得行走者将从地面获得的外助力直接作用并转化至身体内部，用于调动身体内部活力，为身体赋能。

现在人们因为工作、家庭、生活、学习各方面压力不断增加，在压力重重的情境下迈开双脚通过行走启动身体智慧、唤起生命内在活力，是个不错的选择。

如果能在专业教练的指导下，在行走前进行一系列诊断，制订科学合理的行走方案，有针对性地按照疗愈方案进行行走，效果将更为显著。

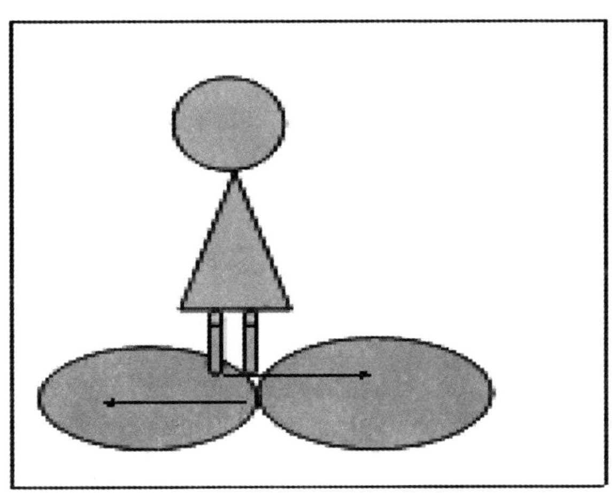

图 3–3　用“8”字形行走法调理脾胃功能

比如，针对肠胃不好的人，可以建议他采取“8”字形行走的方式（本书后面有专门介绍）进行练习。行走时，步伐逐渐加快，在行走中全身自然放松，让身体的重心在“向心力”的作用下自主地在左右脚内外侧间不断切换。通过这种行走方式可以有效地刺激胃肠部的反射区，达到调理肠胃的疗效。如图 3–3。

Day3. 用十个脚趾蹬地，脚踏实地地做好每一件事

1. 用十个脚趾蹬地，再次寻求地面助力

从脚跟着地到脚面滚动，再到脚趾蹬地，一个完整的脚部踏地动作，实则是人体与地面接触并向大地借力赋予身体内部机体功能的全过程。因此，这三个动作对于行走而言十分重要。

尤其这一步，十个脚趾五个一组，每五个脚趾在蹬地的时候用不同方式的组合，比如五个脚趾同时发力蹬地、只用一个脚趾或者两个脚趾发力蹬地等，不同的组合方式可以产生不同的走姿、体态和身体

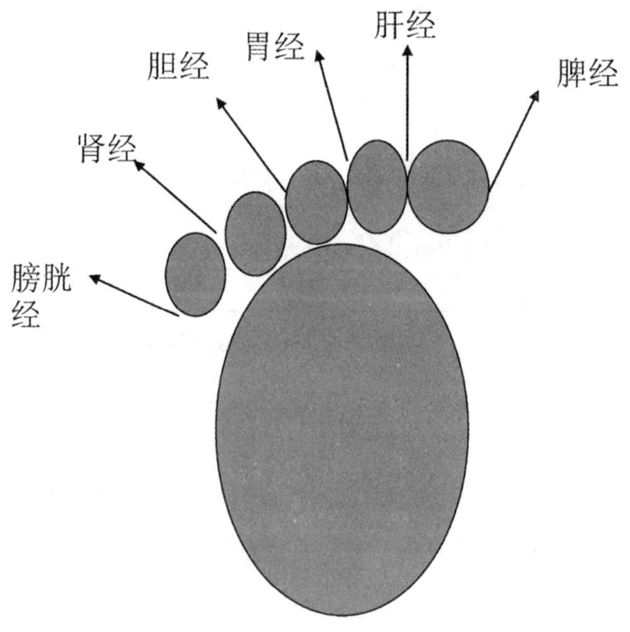

图 3–4　脚趾周围经络分布图

影响效果，其原因在于脚趾周边与脚底分布了人体的六条重要经脉。因此，用脚趾蹬地的过程，实质上可以成为借地面外助力调理脚部六条经脉的重要环节。如图 3–4。

2. 一起来了解一下分布在脚趾周围及脚底的六条经络

中医上说，经络是运行气血、联系脏腑和体表以及全身各部位的通道，是人体功能的调控系统。中医把经络的生理功能称为“经气”，主要表现在沟通表理上下，联系脏腑器官；通行气血，濡养脏腑组织；感应传导；调节脏腑器官的机能活动等四个方面。

人体十二经脉，再加之奇经八脉中的任脉和督脉，合称十四经脉。十四经脉是人体经络中最主要的部分。经脉是人体气血的通道，通则不痛、痛则不通。《黄帝内经》说：“经脉者，人之所以生，病之所以成，人之所以治，病之所以起。”所以经脉决定着生命是否存在，决定着疾病是否发生，也决定着疾病的治疗效果。经脉不通是万病之源，要治愈疾病必须从疏通经脉开始。

人体的十二条正经中有六条分别在我们双脚脚趾周围与脚底经过，即三条阴经和三条阳经。大拇趾外侧是足太阴脾经经过；大脚趾与二脚趾之间是足厥阴肝经经过；二脚趾与三脚趾之间是足阳明胃经经过；三脚趾靠近四脚趾一侧是足少阳胆经经过；小趾外侧是足太阳膀胱经经过；还有一条是足少阴肾经，在脚底经过。

这六条经络对于我们的健康而言，其畅通度十分重要。我们可以通过很多方式，比如捏按、拍打、疏导等对其进行刺激，以达到畅通的效果。这里我们主要介绍一种通过调动脚部自主运动的方式调动经脉活力，以实现天然便捷有效的身体自我疗愈方法。

3. 调整行走方式，借地面外助力向身体赋能

了解了脚上经过的六条经络，我们可以根据传统中医学“子午流注”总结出来的经络气血功能状态规律，选择在不同时间段用不同方式行走，以通过有针对性地刺激相应经络气血功能状态的方式，疏通经络、活络气血、影响气血分布、调整身体状况。如图 3–5。

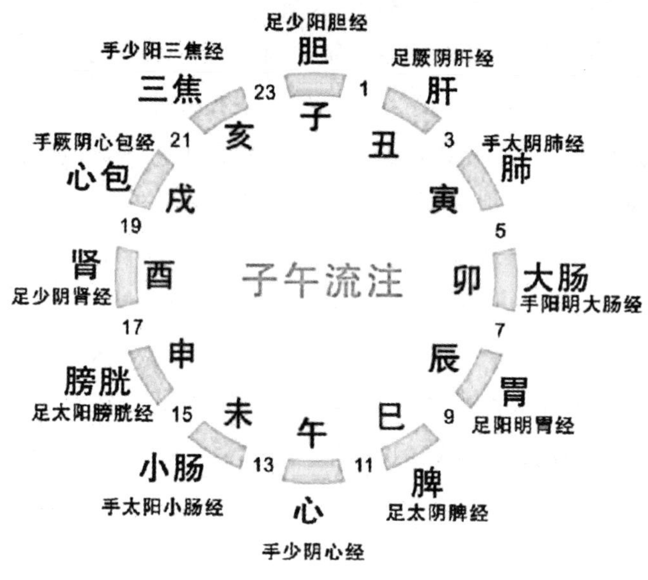

图 3–5　子午流注图

比如对膀胱经不通畅的情况，可以选择在每天 15:00–17:00 足太阳膀胱经当令的时段进行行走训练，并在训练中加入一个动作，当脚底滚过前脚掌后，令小趾用力踩踏地面，并体会膀胱经被激发调动后经络所经之处有无麻胀疼痛的反应。

对肾经不通畅的情况，可以选择在每天 17:00–19:00 足少阴肾经当令的时段进行行走训练，并在训练中加入一个动作，当脚底滚动至前脚掌时，令前脚掌用力踩踏地面，之后再过渡到五个脚趾齐抓地面。长期坚持可以有效激活肾经并调整相应症状。

再比如，可以在进行行走基本功练习中增加经络调动训练，如在原地踏步盲走、左右脚重心交换、摆臂协调度、大腿带动小腿、从脚跟着地脚底滚动到脚趾蹬地的借外力过程协调度等基本功训练环节中，将脚趾与相应经络疏通的训练因素叠加进去。

还可以叠加一些其他部位的经络操以增加训练效果，比如手指经络操、肢体经络操等。

手指操的叠加。与脚趾一样，“十指连心”，我们的双手十指也连接着人体的其他六条经脉，在行走过程中，可以根据教练建议，添加相应的手指操或者相关手印，可以增强行走调养身心的效果。

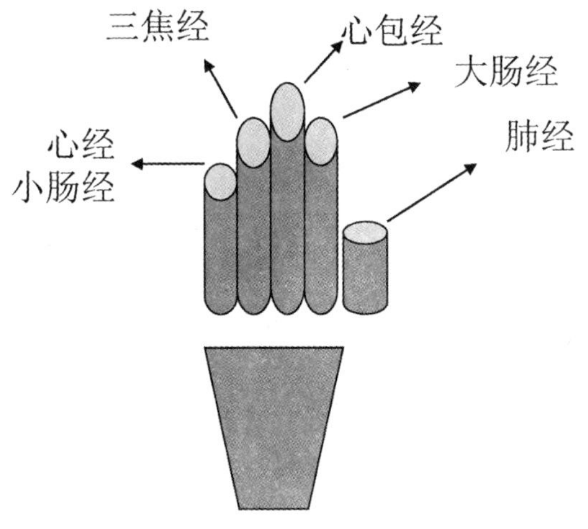

图 3-6　手指经络分布图

肢体经络操的叠加。根据经脉流经的原理，行走中可以对应地增加双手举过头顶拉伸肝胆经、左右扭腰并高抬腿激活带脉等形式，既增加行走训练的趣味性，又增强行走训练的针对性效果。

脚趾经络操的训练。晚上临睡前，21:00–23:00 三焦经当令的时段，充分活动五个脚趾，用脚趾做“剪刀、石头、布”的动作，可以充分训练脚趾的灵活度，最大限度地激活脚部的相应经络。具体而言，

“剪刀”即将双脚的大脚趾上翘，尽量与其他四趾拉开距离；“石头”即将五个脚趾向内齐扣抓紧；“布”即将五个脚趾尽量分开，彼此之间保持最大距离。这组动作长期坚持练习，可以有效促进脚趾的活力。

Day4. 让双臂摆动起来，勇敢拥抱生活中的每一个机会

1. 双臂决定体验生命的力量，它有拥抱世界的潜能

露易丝·海，美国最负盛名的心理治疗专家、杰出的心灵导师、著名作家和演讲家、全球“整体健康”理念的倡导者和“自助运动”的缔造者，用自己的亲身经历以及若干案例的对照总结，揭示了疾病背后所隐藏的心理模式，认为每个人都有能力采取积极的思维方式，实现身体、精神和心灵的整体健康。她在《生命的重建》一书里，提出手臂象征我们对生命的体验，有拥抱世界的潜力和能力。

这里把她在书中介绍的身体部位与内在思想和信念的关系表分享如下。

身体	反映内在的思想和信念
头	象征自己。如果头部有什么不适，表示自己有了什么问题
头发	象征力量。紧张害怕时，会引发生长头发的毛孔收缩，使头发不能呼吸；头发不能呼吸，就会失去生命而脱落。一个人若经常处于紧张和压力中，并不代表他特别努力尽力地奋斗，只代表他相当脆弱。人若能松弛、轻安且专注，才算是真正的坚强壮和稳重。我们应该多多放松身体，更要多放松头皮
耳朵	象征听力。如果耳朵有毛病，通常表示他有些问题不愿听到，更不愿听旁人说话。反之，若耳朵无病无痛，只要微小的声音都留心去听，即使岁数大了，听觉都能保持得很好
眼睛	象征观察力。如果视觉有问题，通常表示厌烦看某些东西。人有逃避心，眼睛受到暗示，观察力便降低。很多人因为愿意处理和改善在戴眼镜前发生的坏事，观察力就得到了改善

（续表）

头痛	来自心绪纷乱和自认一无是处。在头痛的时候，问问自己究竟有什么事不对，然后安慰、鼓励自己，让问题得到解决。也可以做些适度的运动和娱乐。
颈部	如果发生问题，是身体在暗示人某个处境、观点都太顽固不开通。
喉咙	有替我们说话的能力。它与鼻子相通，鼻子吸入细菌，便影响喉咙。一个觉得没有能力替自己做主的人，他的喉咙必定很弱。如果喉咙再伤风，也是由于他的思想混乱，抑制抵抗力。很多人咳嗽，是在表示对环境的不满意，甚至下意识地希望别人注意他。咳嗽的最大原因是抗拒——抗拒细菌、灰尘、抗拒其他一切。
手臂	象征我们对生命的体验。它有拥抱能力和潜力。手臂上半部与潜力有关，下半部与能力有关。时常紧握双手的人，是表示有恐惧。手指发生问题的人，应尽快松弛自己，不要对人事百般执着。
背部	背部良好，也表示得到别人的支持，很有力量。背部上方不舒服，肯定是因为他觉得他人不了解或不支持他，使他颓丧，影响背部上半部分血流的通畅而产生痛感。背部下半部分发生问题，常常是因为忧虑没有足够的金钱。
肺	象征我们接受和给予生命的能力。肺部的问题通常表示我们害怕接受新生活，或许觉得自己没有权利获得充满朝气的新生活。
胸部	象征母爱般的心情和行为。如果出现问题，通常表示我们对一个人、一个地方、一样东西或一个经验，有过分的“母爱”。
心脏	象征爱。血液，象征着愉快。一颗充满爱意的心，能把血液送到整个身体。
胃	还能消化我们的新意见和生命经验。如晕船、晕机。
腿	带领我们向生命的目标前进。腿部有问题，通常表示我们害怕前进，或不想向某个方向前进。腿部青筋暴露，表示他站在憎恨的地方、做憎恨的工作，失去了愉快。
膝	与我们的适应能力有关。膝痛表示自傲和顽固。前进的时候时常害怕弯曲，太过僵硬，害怕道路，不肯接受新的指导。
脚	表示我们信心的强弱。如老年人行走。

表 3-2　身体部位与内在思想和信念的关系表

——摘选自露易丝·海《生命的重建》

2. 行走者双臂摆动与其职业气质、性格特点的关系

每种角色都有其独特的行走气质。有人说这是职业范儿，比如我们远远看见一个人，即使是陌生人，也可以通过他的行走姿态与言谈举止对他的职业猜出个大概。这就是每个角色对应着独特的气质。经过对近五百名行走者案例的收集整理，陈明生老师总结出这样一个规律，即双臂的摆动幅度与行走者角色、职业气质、性格特点有着很强相关性，摆动幅度越大拼搏优势越明显，性格越奔放开朗，反之亦然。

找到这个规律之后，便可以通过有针对性地训练行走者的走姿帮助其修缮职业气质，效果十分显著。这里列举五种职业气质的训练方法：

表 3–3　五种角色气质的训练要点

角色类型	气质特征	肩胸要点与双臂摆动幅度	其他走姿要点
领导者	稳健型	双肩舒展但双臂摆动幅度不大，前后 30° 左右	头颈肩背中正稳定，腰臀放松，脚跟先落地，之后全脚掌同时落地，步伐较缓，沉稳
中层管理人员	精炼型	双肩舒展、胸背打开，双臂大幅度摆动，前后 45° 左右	头颈肩背自然中正，下颚微收、平视前方。腰臀略收，脚后跟用力踏地，一步一个脚印走得很踏实
具体执行人员	勤奋型	胸背内敛，双臂略微内夹，摆动幅度不大，前后 15° 左右	头颈肩背自然中正，下颚微收，腰臀略收，小腿带动大腿、大步前行，步伐较快
淑女名媛	优雅型	胸背舒展，双臂略微内夹，摆动幅度不大，前后小于 30°	头颈肩背自然中正，眉心舒展，面部肌肉放松，表情自然，下颚微收。腰臀放松，小腹略收。脚跟落地后，脚面沿足弓外侧至脚尖缓缓滑落
教师、学者	严谨型	双肩舒展、胸背打开，双臂大幅度摆动，前后大于 30°	头颈肩背自然中正，下颚微收、平视前方，腰臀略收。两腿平衡用力，小腿用力稍多，步子较小，频率较慢

气质一：领导者，稳健型。

头颈肩背中正稳定，腰臀放松。行走时，双肩舒展但双臂摆动幅度不大(前后 30°左右)，脚跟先落地，之后全脚掌同时落地，步伐较缓，沉稳。

气质二：中层管理人员，精炼型。

头颈肩背自然中正，下颚微收、平视前方腰臀略收。行走时，双肩舒展、胸背打开，双臂大幅度摆动(前后 45°左右)，脚后跟用力踏地，一步一个脚印走得踏实。

气质三：具体执行人员，勤奋型。

头颈肩背自然中正，下颚微收，腰臀略收。行走时，胸背内敛，双臂略微内夹，摆动幅度不大(前后 15°左右)，小腿带动大腿、大步前行，步伐较快、轻便。

气质四：淑女名媛，优雅型。

头颈肩背自然中正，眉心舒展，面部肌肉放松，表情自然，下颚微收。腰臀放松，小腹略收。行走时，胸背舒展，双臂略微内夹，摆动幅度不大(前后小于 30°)。脚跟落地后，脚掌沿足弓外侧至脚尖缓缓滑落。

气质五：教师、学者，严谨型。

头颈肩背自然中正，下颚微收、平视前方，腰臀略收。行走时，双肩舒展、胸背打开，双臂大幅度摆动(前后大于 30°)，两腿平衡用力，小腿用力稍多，步子较小，频率较慢。

Day5. 抬头平视远方，直接面对是解决问题的万能钥匙

1. 视角决定视野，看见什么首先取决于我们看向哪里

行走过程中，我们一般会目视前方，保持视线投向远方，这样的

视角让我们有一个比较广阔的视野。

生活中每个人都有自己判断事物的视角，因此面对同一件事情时，每个人的理解往往是不同的。比如，在跟很多同龄朋友交流的过程中，我发现对待孩子玩手机这件事情，我跟很多朋友的处理方式是不同的，而根源便在于我们看待这件事情的视角不同。

我的女儿也喜欢玩手机，但我并不过于担心，因为我认真观察过，“女儿玩手机”这个现象背后的实质是大部分时间女儿在“用”手机，她会用手机查阅一些她感兴趣的话题并在跟朋友聊天的时候作为谈资，还会学习一些煮饭的技巧，有机会的时候自己露上一手。当然她也会用来刷抖音、看小视频、聊 QQ 消磨时间。我把“女儿玩手机”这件事情进行情况细分后，引导她更多更好地“用”手机，同时科学地减少她“玩”手机消磨时间的可能性。具体而言，我经常会向她请教一些当前流行的话题、每周会找机会跟她一起煮一顿大餐，把她从手机上学到的知识及时用出来，同时为了她的眼睛和身体健康，使用手机 40 分钟以上必须休息 10 分钟，几条限制综合下来将“玩”手机对她的伤害性降到最低，女儿对这种“管理”方式也没有任何不满和抗拒，反而觉得自己拥有很大的自由度，对手机也没有那份非要怎样的“手机控”情结。

不过其他朋友的方法就比较不同。她们会在孩子拿起手机的时候便情绪激动、脾气爆棚，先是念叨，慢慢是唠叨加情绪，再甚者便是唠叨加情绪激动加动手抢手机或者直接拍人，不过效果往往并不如意。某些情况下貌似把手机从孩子手中强制夺走，但孩子对手机越来越依恋，对家长越来越抵触，认为家长不讲理，更有甚者，有的孩子会用自己的压岁钱偷偷买部手机藏在某个不知名的角落，跟妈妈玩起“地道战”。

其实，两种处理方式根本的不同，就在于看待孩子玩手机这件事情的视角不同，视角不同，看到的内容便不同，处理的方式也不同，给孩子带来的反应自然也不同。

所以，想要看见什么，首先需要看看我们把视线投向了哪里。

2. 抬头平视远方，方能看见前方的美好风景

看看自己的走姿，是平视远方，还是举头望明月，抑或是低头思故乡呢？

因为经常翻看手机、伏案工作，再加上各种无形的压力造成的身体记忆，人们的颈椎大多不适，所以在路上我们经常会看见大多数人都是低头思故乡状。

从身体而言，这种行走状态直接影响头颈部，造成颈部的压抑与不畅，也会影响到头部供血状况；其次是脊柱，低头行走时，脊柱必然会有一个向身体内侧弯曲的力量牵引，这个力量会增加脊柱的负担，也会对胸腔内的脏腑造成压力；同理还会影响腰椎。

从心情而言，这种行走状态会让行走者不自觉地进入自己的世界，内心处于封闭状态，脑海中经常会浮现出以前经历的某些印象深刻的片段，同时因为这种姿势导致身体气血能量状态负担较重，从而导致思维方式会较为消极，所以浮现于眼前的片段往往是不太积极、不太有趣的，然后顺着这些片段引出的后续念头或者分析，也会朝着比较消极的方向延展。所以，这种行走状态往往会让行走者越走情绪越低落，越走越累，除了身体能出一些汗水有些轻松感或者成就感之外，对于心情的放松没有太大帮助。

反之，如果我们在走路时能抬起头平视前方，头颈会比较轻松地接近于其自然状态，没有来自身体内外的压力与负担，颈部可以保持自然的生理弯曲，身体的气血能量能够自如运转，这时不仅我们的视线会比较通畅，还可以看见远处的美丽风景，看见前方的人间烟火，我们的心情也会因为身体的气血能量充足，从而以积极乐观的思维状态支撑我们的愉悦心情。

所以，从道理上而言，我们在行走过程中应当尽量提醒自己抬起头，平视前方，保持心情愉悦。

3. 生活中敢于正视是解决一切问题的万能钥匙

行走中平视前方的习惯，会让我们养成一种敢于面对现实、面对问题的心态和习惯。记得我最早练习智慧行走时，有一天我发现自己经常低着头走路，意识到之后，马上提醒自己，抬起头来，“地上没什么宝贝，前方才有美好风景”。虽然我一再提醒自己，但经常还会走着走着就低下头去。就这样，我不断地调整、反弹、再调整、再反弹、继续调整，然后有一天，我发现已经养成一个新的习惯了，没有再反弹。但又有一个情况出现了，就是发现自己见到对面正对着自己走过来的人，如果对方没有注意到我，我会自然地看着他，犹如欣赏路边的风景，但一旦对方的视线与我产生交集，我会立刻调整视线，而且产生一连串像做贼一样的心理反应，不论对方是男女老少，“我竟然不敢正视对方的眼神”，“天啊，我在怕什么！”

联想到工作和生活中的一些片段，遇到困难的时候我会躲，遇到强势的人我会逃，甚至为了避免遇见不想见的人，我会选择尽量少走动……

我竟然一直这么胆小，这么逃避，这么不愿意面对问题，更别提解决问题了，而自己对这些跟随多年的习性竟然浑然不觉，而且每每朋友开玩笑说我“高冷”“没人情味”时，我总觉得自己冤枉透顶。一直以来，我从不认为自己是这样的性格，就在那天抬头平视前方的时候突然意识到了。

于是我开始调整，试着问自己究竟怕什么，然后试着与别人友善沟通，试着对迎面而来的路人报以礼貌的微笑。慢慢地，我可以与每天早上在小公园里行走锻炼都能见到的熟悉面孔打招呼了，可以跟周边认识的、不认识的同事友善沟通了。慢慢地，我发现自己不再逃、不再怕了，再走在路上，遇到对面的视线，我会报以友善的微笑，或者递上一句亲切的问候，收到对方微笑或者不笑的回应，感受到他们的温度，也体会到自己的快乐。

Day6. 综合练习：约上几个朋友去爬山

不知不觉走了一周，行走应该已经成为一个比较亲切、熟络的朋友了。约上几个朋友出去爬爬山吧，一起分享行走体会的同时，还可以一起聊聊关于走路的感受。

1. 邀请朋友碰壁或者朋友爽约会影响你周末的美好心情吗?

周末时光，我往往会约上三五好友一起到附近空气清新视野开阔的地方爬爬山、散散步，好友也会带上孩子，让孩子也有自己的玩伴，有时候我们还会提前备上一些烧烤的食材或者自己卤制的下酒小菜，玩累了，野餐垫一铺，吊床一挂，大人和孩子就开始各自吃喝玩乐，一起开心。所以，周末时光是孩子特别开心的日子，如果有点阳光，再来点小风，野花野草的香味随风扑鼻，那心情，就更自在了。

不过有时候也会有一些不太称心的小插曲。比如，有一次，连续打了几个电话约了几拨朋友都没能成行，这时候我的感觉就像朝一锅沸水里倒了一大盆冷水，瞬间不冒泡了，那种失落的情绪是无以言表的。低沉了一会儿，看着身边同样闷闷不乐的女儿，我故作镇定，拉起她的小手，“走，咱们自己去，带上跳绳和跳棋，去晒太阳”。估计我这股劲头有点影响力，丫头好像也找回点儿能量了，“好”。

于是我们立刻出发，那天在山上碰到了另外两对母女，中午她们还邀请我们一起拼桌分享午餐，玩得很开心。

之后有一天，我收拾书桌，看见一个漂亮的日记本，随手翻开看了一下，有这样一段文字，内容大概是这样的，如图 3–7：

事情本身 A：朋友约好一起去打球，已过了约定时间十分钟，却不见朋友踪影。我打电话给她后，她又说不去了。

想法 B1：(负面) 她都没有来，我一个人有什么好玩的，唉，回家去吧！

情绪 C：(苦脸) 失望 (气愤) 生气。

想法 B2：正面：她一定有急事，就让她忙她的吧！我自己玩会吧！

情绪 C：(笑脸) 开心。

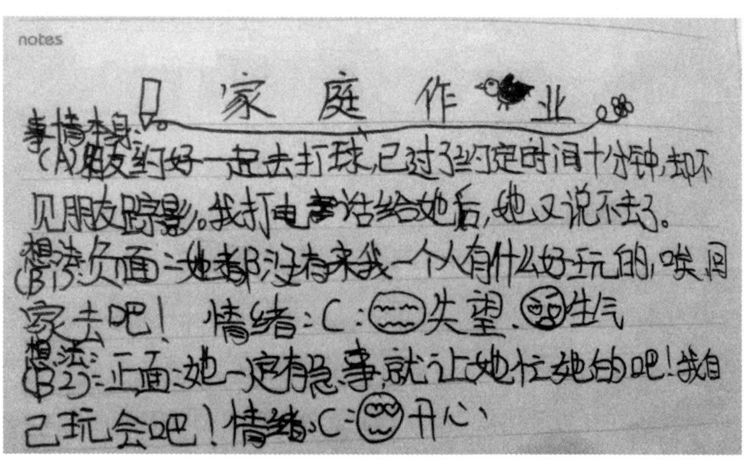

notes

家庭作业

事情本身：(A) 朋友约好一起去打球，已过了约定时间十分钟，却不见朋友踪影。我打电话给她后，她又说不去了。

想法 (B1)：负面：她都没有来，我一个人有什么好玩的，唉，回家去吧！情绪：C：失望、生气

想法 (B2)：正面：她一定有急事，就让她忙她的吧！我自己玩会吧！情绪：C：开心

图 3–7　女儿的字条

那年女儿 10 岁。我看见女儿写下的这段文字，很欣慰，对一件事情能用不同视角看待并能选择用相对适合的方式应对，对一个孩子而言是多么重要的一项能力。而这种能力靠书本是没办法学会的，只有

在生活的阅历中去积累，由父母陪着孩子在生活的体验中去经历。

2. 从调整视角开始将固有习惯格式化

视角的改变会影响看待问题的方法和处理问题的路径，这个问题我们在前面讨论过。为什么智慧行走在帮我调整视角的习惯上，如此有效如此彻底呢?

如前面所说，智慧行走与被手机、耳机、各种心事、念头占据身心或者无意识无觉察的普通行走有本质的不同。智慧行走是一种带着意识带着觉知的行走，是一种为了走而走，不是为了路而走，是一种在走的过程中体会身体协调状态、放松身心、缓解身心压力的静心运动。行走过程中，身体在动、内心却是平静的，平静地陪着身体、感受身体的状态。

身心一起协调走，让我们在行走过程中有意识地觉察到自己身体上留存下来的惯性记忆，觉察到自己在成长过程中养成的行为习惯与思维习惯，再对照自己想成为的样子，自己理想的角色与气质，通过调整行走方式突破相应的行为习惯与思维习惯，从而打破惯性记忆，优化并重构新的行为方式与思维方式。而这种打破与重构是否实现，从走姿即可轻松分辨，因为行走是一件再普通不过的日常行为，普通到我们几乎很难有意识地去伪装它。

因为有觉察有意识，我们能够在行走的过程中体会到身体是如何行走的。也就是前面问到的几个问题，在行走的过程中始终是有答案的，究竟是怎么迈出去的脚，先迈哪一只，后迈哪一只，是脚跟先着地还是脚尖先着地，是大腿带着小腿再带着脚迈出去，还是小腿牵着大腿带着脚迈出去的，这些动作都是在我们有意识地觉察下进行的。也许行走时我们没有在意这些细节，但当我们回想的时候，我们是清晰的。这种状态就是带着意识有觉察地行走。

这样行走的过程中，行走者的身体自然会朝着一个整体协调的方向努力，而不用自己刻意调整，因为身体的协调就是各个肢体各个内部脏腑之间的一种和谐顺畅状态，符合最小阻力原则，是身体自有的本能。

这样协调、觉知地行走，让我们迈出的每一步都不再是出于惯性而为，而是出于当下的觉知而行。记得女儿学校文化墙上有一句话，“改变一个坏习惯的最好方法就是植入一个好习惯”。当我们带着觉知行走，开始重新构建一个行走习惯的时候，旧有的习惯自然被打破、旧有的记忆自然被瓦解。所以，智慧行走可以将原有的身体记忆、行为记忆一并格式化。

3．如何通过一个人的走姿看他在生活中与担当角色的匹配度

一个人在生活中有很多角色。比如，一个男人一方面是父母的儿子，另一方面是妻子的老公，同时是孩子的父亲，还是公司干将、团队领导者。他在每组关系中的角色不同，需要他应对的方式自然也不同。如何应对效果更好、也更省力气、更开心呢？

与当下角色的责任越匹配越协调越好。

也就是说，一个人在生活中所拥有的行为模式、思维模式与担当的角色是否匹配，决定了他作为这个角色的称职度、他与这个角色的协调度。而这个匹配度、协调度是可以在他的行走过程中通过走姿观察的。

细心观察，我们会发现每个人在行走过程中都很难保持协调，要么是左边紧张右边松弛，要么是整个身体向左或者向右倾斜，要么就是左右臂摆动幅度不同，总之左右的平衡都很难达到，更别说协调了。上下半身也是一样。很多人在行走的时候，看起来上半身是保持平衡稳重的，下半身却是小心谨慎踮着脚尖的，上下气质完全不协调。所以，在行走的过程中保持身体协调并不是一件容易做到的事情。

保持行走状态、行走气质与角色的协调就更难了。关于行走状态与行走气质，可能大家不了解，但不论你是否经过专业的学习，这种观察能力对于每个人而言，都是与生俱来的，比如一个人迎面走来，你不需要经过专业学习，便能对他的行走状态和气质说个一二三，或者描述为他走路急急忙忙的，或者描述为四平八稳的，或者描述为蹦蹦跳跳的，等等。总之，你可以轻易地对一个人的行走状态与气质进行描述和判断。

有这样的基本功夫就可以了，然后再给你一个方法，便是将你看到的这种状态跟他的角色应该呈现的状态进行对应，比如，你一看对面走过来的这个人，“一跳一跳的，像个孩子”，但走近一看，这个人都胡子一把了，后面还跟着一个见到旁边树林里有新奇事物急于求助请教的孩子不停地喊爸爸，而这位爸爸不理不睬、无动于衷地只知道沉浸在自己的世界里向前走着，一颠一颠的。一对照，这走姿状态哪里对应得上爸爸的角色啊，这便是从角色气质角度的不协调了。试想一下，这个人的儿子感受到自己父亲如此不靠谱的气质，如何从内心尊重、敬畏父亲，父亲与儿子的关系如何协调和谐？同样，他的老婆整天看见丈夫像个孩子一样的气质，心情好的时候还好，有个玩伴儿，但日子总有不顺的时候，到时候她想依赖一下丈夫，这孩子一样的气质如何能让她安心地依靠？长此以往，她如何将自己踏踏实实地交给丈夫，夫妻关系如何协调和睦？

4. 教你一招，怎么帮热恋中的孩子考察他的另一半

有人问，行走状态与气质跟角色的匹配度协调性，能有这么大的影响吗？

美国心理学家艾伯特·梅拉比安的一项研究发现，一条信息的传递，只有7%靠说出来的语言，38%靠声音，剩下的55%都是靠肢体语言。这意味着，一个人说的话仅仅是信息来源的一部分，其他包括他的衣着、谈吐、肢体语言、身材，甚至微小的动作，都能透露出很多信息。所以说，一个人的气质是散见于他的言行举止、站立坐卧之间的，是很难一直有意识地深藏和伪装的。因为一个人的气质是潜藏在他下意识的习惯里的，越是不需要刻意为之的日常习惯，越能彰显出他的气质与修养。比如吃饭、走路、抢购、突发事件应对等，这些无须或者不允许意识支配的下意识动作与惯性，最能体现一个人的气质与修养，也最能考验一个人的品质。

所以，现在很多人都用这招看人。我身边就有很多朋友用这一招来考验孩子的男女朋友。

现在的父母都越来越焦虑了，儿女读书的时候怕他们谈恋爱，大学毕业上班了，天天盼他们谈恋爱，“怎么还不找啊”，“怎么还不结婚啊”，“我什么时候能抱孙子啊”，而且特别怕好的都被别人选去。终于有一天，孩子真谈了，也急，怕选的人不靠谱，万一……

所以，父母们给儿女介绍撮合也好，把关考验也罢，都会十分谨慎。最近流行一招，就是请对方一起吃饭。这顿饭可不简单，从这位家庭准成员进入二老的视线开始，他或她的衣着、走姿、长相、表情、礼貌、吃相、说话等信息都会像二维码一样迅速地被二老的慧眼一一扫过，然后在后台一一比对，形成雷达图、闪出配对率，暂时不能得出结论也能有个八九不离十的把握了。

老人这么做虽然夸张了点儿，但不得不佩服他们的智慧。阅人的智慧真是靠这些信息精炼而来的。

回到行走，一个人行走的姿势与状态，是他从小到大身体经历的种种习惯性行为、接受的各种理念教育以及长期以来的思维模式等各种因素综合作用形成的痕迹。比如一个人从小到大接收到的信息是要谨小慎微、凡事不可以逾越规则，他行走的特点一定是小心谨慎的，或者低头或者双肩内扣，或者步子很小，总之一定会在行走姿势上有类似的痕迹。再比如一个人从小就开朗外向，成长经历一路顺遂，家庭环境十分和谐，他行走的特点一定是自信满满、昂首挺胸、闲庭阔步、气宇轩昂。所以，可以说身体是一个人成长经历的信息库，记录了诸多信息，然后通过言行举止一一呈现。

Day7. 认知分享：行走是一项体验生命的基本能力

1. 行走是一种体验世界的能力

从生命角度而言，行走拓展了我们的视野，让我们可以不断变换视角、不断满足对世界的好奇心，让我们拥有了与他人交往的可能性，是我们一项体验世界不可或缺的能力。

最近两年，背包客群体日益壮大。一些人不愿意整天困在城市、让自己陷于欲望、受制于物质的局限，他们开始背包或登山、或徒步、或探险，用自己的方式去游历世界、认知世界、体验世界。他们崇尚自由与勇气，提倡花最少的钱走最远的路，看别人难以看到的风景。对于背包客而言，行走是一种体验世界的基本能力。

有人会说，我不做背包客、亦不羡慕背包客，走路与体验世界何干？我可以乘飞机、坐火车，不用走路，甚至可以坐在家里通过网络、电视看世界……没错，这样做当然可以，但这样的世界是别人眼中的世界，不是你感知的世界。于你而言，并无体验。

比如，我们在很多电视节目里，都能看到有关故宫的节目。看那些关于故宫的纪录片，我们可以了解其历史渊源，看那些图片也可以感受到故宫宏伟建筑的气势；听故宫里历代皇朝兴衰的故事，我们可以体会其文化传承。而这些，都是通过节目组成员的视角看到的，是他们体验故宫的一种记录。当我们真正走入故宫，在某个时间点，站在那个空间里，呼吸那里的空气，接触那里的阳光，才真正能体验到故宫带给我们心灵的震撼、视觉的冲击，甚至各种历史的沧桑感、时空的记忆感、身为国人的自豪感等，各种感受将纷纷而至。当然也有可能什么感受都没有，不管怎样，其体验的结果都远远不是坐在电视机前或者听朋友介绍的方式所能企及的。

这些体验，才是属于我们自己的生命体验。行走便是体验世界的核心能力，也是基本能力。我们在婴儿的时候，便知道这个理儿，于是我们不断地学习爬、练习爬，然后扶着东西学习走、练习走。终于有一天，我们能独立行走了，我们开心，身边的亲人为我们开心。但我们走着走着，走得越来越协调、越来越熟练，却忘记了当时学会独立行走时的初心，忘记了当时的喜悦，忘记了那份感恩，以为行走是一件自然而然的本能所在。很多人直到有一天突然失去了这份行走能力的时候，才重新唤起了那份记忆，才明白行走是上天赋予我们的财富。

是的，人们总是在失去时才会重新认知到拥有时的幸福。

2. 行走是一条觉察自己的途径

从自我成长角度而言，我们来到这个世界便是一种体验。在这个体验的过程中需要我们时刻觉察，如此才能不断地认知自己、修缮自己、超越自己。这是我们每个人铭刻于内心深处的使命所在。

走路如空气一样，无时无刻不陪伴着我们、影响着我们，因为我们的身体和心灵，总有一个会在路上走着。

如电影演员陈坤所说，“只要你行走，就能与你生命中的真相相遇”。他说到了，也做到了。2011 年，他组织了一个叫“行走的力量”的活动，通过行走与止语，帮助人们平静下来，唤醒觉察，回归内在。跟他同行的人都收获了各自的感悟。他出版了一本《突然就走到了西藏》，并把活动延续下去，每年都会如期举办。

没错，行走是一条觉察自己的途径。只要方法得当，行走会是最为便捷、最为有效地觉察自己的途径。当然，这样的行走是有一定要求、需要专注的，是需要心与身体一起走的。现在好多人行走时，听音乐、听新闻、刷手机，或者想着昨天跟谁吵架的输赢，或者惦记今晚吃啥好吃的……虽然身体走在路上，心却早已飞向了天边。这样行走只能起到身体活动的效果，无法达到觉察自己内心的宁静。所以，身与心一起走，安静地看着自己，才能真正平静下来唤醒觉察。

唤醒了觉察，再继续让身心一起安静地坚持行走，便能不断地提升觉察，在觉察中更清晰地了解自己、认知自己，无论身心还是当下状态。比如通过觉察自己走路的姿势、经常选择的行走地点、行走时对环境的要求、行走时的心情与状态等，去了解和认知自己的身体状态、行为习惯、思维模式以及自己与周遭环境的相关性等。这样走着走着，你必定会在觉察中发现一个全新的自己，锻造一个全新的自己。

我在坚持行走中慢慢地安静，随着身体不断协调，步履向前，内心反而犹如微风吹过的湖面慢慢地平静下来，从最初以自己健步如飞身心协调而洋洋自得，到觉察自己行走状态颇为堪忧、姿势并非想象所示，左右不协调、重心不稳定，再到觉察自己上下分离、腰腹无力，再到脚底接触地面的着力点集中在脚底外侧……随着一系列身体上的觉察，引起了自己对行为方式、思维方式的觉知。我的视角从外推逐渐地转向内求。行走也成为我心智状态的一面动态镜子，陪伴我觉察着每个时刻。

3. 走姿是每个人的原创作品，不容复制

每个人从出生的那一刻开始，便看着身边人在自己眼前走来走去，长大一点便开始学着身边人走来走去，再大一些便形成了自己的习惯，下意识地支配自己走来走去……

所以，人的一生都是在行走的过程中度过的，只是不同时间，我们用不同方法走着。

有时候是用双脚在走。这种走法看起来是机械无趣的，除了双脚机械地左右交换实现移位之外，身体的其他部位没有、也不愿意参与到行走之中。比如双手拿着吃的，不停地往嘴巴里塞；耳朵上塞着耳机，听着不知名的摇滚音乐；眼睛空洞地盯着手里的吃的，却不知道看什么，肩膀紧张地夹着……此时的行走绝对是一种煎熬。

有时候是身体在走。这种走法看起来是安静从容的，大臂甩起来，双腿有节奏地左右交替，昂首挺胸专注行走，但脑袋里不停地浮现各种问题，家里的狗狗还没喂，昨晚换下来的衣服还没洗，今天上班后还要打几个电话……此时的行走实则是对身体的一种消耗。

有时候是走马观花。这种走法看起来便比较随意悠闲，因为没有明确的目标，不为锻炼身体、不为急忙赶路，只是让自己慢下来发发呆，左顾右盼，享受那份闲暇中的惬意。这时候，身体会稍微放松些，心里也会没有压力。此时的行走实则是对身体的一种消遣与娱乐。

有时候是身心相应地协调行走。这种走法比较考验人了，需要经过一定的训练，才能保持一定时间内的坚持。因为我们的眼耳鼻舌身意，无时无刻不会被外在环境与新奇吸引去。让我们在行走的过程中心陪着身体、感知身体，大脑尽可能地听从内心的引领，收集身体反馈出来的信息，而不是评判或者欣赏身体以外的新奇。这种行走实则是对身体的滋养，犹如佛家倡导的行禅一般在动中养静。有句古话说，动中有静，静中有动，动静相宜。这便是本书倡导的智慧行走。

你通常是怎样行走的呢？

Week4 正

传统文化中，凡事均讲究“正”。尤其是儒家思想最讲究的便是“中正”二字。一身正气、正念正行，方能承起万担重任。行走作为人们最基本的一种活动方式，也不例外，首先强调保持身体的中正。而人们因为日常坐姿、站姿的不端正，脊柱很难保持中正状态。在行走中一旦动起来，就更难保持脊柱的中正了。然而根据传统中医理论，只有当脊柱保持中正时，身体的经络与气血才能更好地畅通运行。所以，无论站行坐卧，保持身体中正十分重要。

细心看看身边的人行走，左右肩膀多数不太平衡，或者左肩高，或者右肩高，头也未必能一直保持在中线。很多人行走的时候，头还会左右摆动。有些女孩子扎着马尾辫的时候更为明显，走在她们后面，可以清晰地看见那根马尾辫左右甩动着。腿部也一样难以保持中正。大多数人以为自己两腿的差距不大，以为有双腿的支撑，自己一定是平稳中正地站在那里的，其实不然。坐的时候跷二郎腿、站的时候单腿承重都会严重影响髋关节的平衡度，从而导致双腿不平衡，轻则会影响左右臀部的大小，重则会影响左右腰线的高低，再严重些甚至会出现左右腿长度不同。

接下来，我们便说说如何把身体走正。

Day1. 头颈要正。头颈代表方向，做事情首先要确定目标看准方向

1. 头颈掌管着行走方向，所以在行走中头颈要先摆正

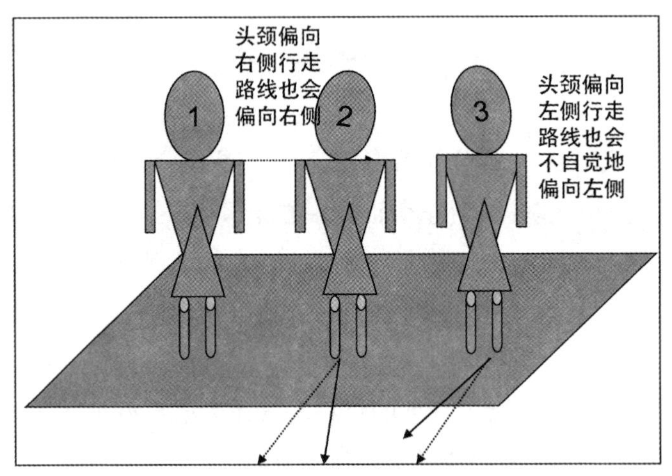

图 4–1　头颈状态与行走方向的关系图

如图 4–1 所示，头颈的中正状态与行走的方向有着紧密的关系。一般情况下，我们朝某个方向行走的过程中，其实并非沿着一条直线前行的，尤其当我们闭上双眼的时候。究其原因，在于我们的头颈状态，如果头颈摆正如图 4–1 中 1 号，不偏左如图 4–1 中 2 号或偏右如图 4–1 中 3 号，则我们行走路线会比较直，会朝目标呈直线过去。一旦我们的头颈状态达不到上述所说的正，或者过程中视线呈游离状态，四处乱移，再配之头部两边摆动观望，则往往朝着目标走过去的

行走轨迹会呈现一个弧度，也就是说，过程中会偏离目标。如图 4–2。

图 4–2 头颈不正的人行走轨迹图

感兴趣的读者可以拍摄一段小视频试试。当你抬头平视前方，用自己习惯的行走方式不刻意控制行走路线，拍完之后回看，行走路线是怎样的，是否呈现一个方向的偏移？再对应看一下，是否这个偏移方向与偏移大小跟我们头颈倾斜的方向与幅度相关？

然后，再试一次，这一次闭上双眼盲走，结果会发现上述症状更加明显。

其实，在行走的过程中，头颈的状态决定方向。在大方向上，我们都朝着前方，因为头颈总归是冲前的，不过因为头颈细微地偏离，在行走中便会带来十分明显的影响。

这是于方向而言。于我们的身体而言，头颈不正的影响就更为严重。我们都知道头部的供血主要依赖于颈部的通道，当头颈部呈偏离态时，气血流畅度一定会受到影响，加上我们在工作生活中经常呈现低头伏案状态，使得头颈部肌肉群僵硬变形，会加剧对气血通道的阻塞。因此，现在患脑供血不足症状的群体越来越多，头晕目眩的症状也越来越多。不过明白了其背后的原因，是可以通过有意识地调整行走中头颈状态予以有效缓解的。

2. 于解决问题而言，调整头颈的“正”，犹如对复杂问题进行拆解并寻找其背后的核心问题

身体的行为记忆，对于生活中的我们会有一系列影响。经过近五百个案例的总结，我们发现头颈部的不同偏离状态会有不同的心智特点，而这种不同似乎和左右脑开发程度有关。比如头部偏右侧的人，想象力更丰富些，但往往想象力丰富之后，如果不给予足够的气血能量支撑，容易引发情绪多变或产生很多负面情绪；头部偏左侧的人，逻辑推理能力更强些，不过如果推理能力强的身体，不给予足够的气血能量支撑，则往往会比较容易固执。

当然我们不用苛求头颈部保持“正”也可以保持头颈气血能量状态充足，比如加大运动量、吃好睡好等，但不管怎样，调整头颈部的中正状态仿佛调整水龙头的开关，效果是最直接的。

于做事情而言，调整并保持头颈部在行走中的“正”，如同在做事的过程中，一直保持朝着目标的过程性监控的重要意义。日常生活中，我们面对各种需要解决的问题，常常会很复杂，往往是好几个小问题的组合体，这种时候该如何解决呢？

举个例子，很多家长都发现孩子写作业中有拖延的习惯，经常会写到很晚甚至耽误睡眠。每天如此，家长和孩子都疲惫不堪。前段时间网上盛传了一条家长的抱怨信息，半夜家长在家长群里问老师休息了没有。得知老师休息了之后，家长大发雷霆，说自己的孩子还在写作业，后来这位家长被老师移出了家长群。这其中的对错纠葛我们在此不做评论，但这个现象的确困扰了不少的学生和家长。

这个现象或者说问题，究竟是什么原因造成的呢？又该如何解决呢？

首先，孩子写作业拖拉，这是个问题，但这是一个复杂的问题。犹如我们行走的时候抬头平视远方，可以看见很多人事物。

然后需要把这个复杂的问题进行拆解，找到其背后一个个可以直接解决的具体问题，进而提出假定原因和解决方案。比如，孩子写作业拖拉，是因为孩子的专注力差呢，还是作业量太大、作业难度太大？是孩子的学习习惯问题还是孩子的学习方法问题？孩子是只在学习上有拖延还是在其他方面也拖延？我们家长是帮助孩子一起想办法解决，还是只是在旁边观看并指责？当我们把复杂的问题进行一一拆解并明确核心问题之后，就犹如在行走的过程中抬头平视远方保持头颈中正并锁定了一个目标点，如此便容易找到有效的解决方案，迅速到达目的地。

3. 于人生而言，最根本的方向便是在每个时刻活出自己最好的状态

生活中我们经常会陷入情绪的漩涡，而情绪产生的原因很大程度在于焦虑，快节奏、高压力的生活方式经常会让我们喘不上气，我们不是活在对过去的遗憾或者抱怨里，就是活在对未来的不安、恐惧或者担忧中。时刻焦虑，难在当下。

不如此刻试着安静下来，问问自己，坐在这里的你，手里拿着这本书时，闻到纸张散发出的墨香了吗？感受到了借着这本书一再向你致意的我了吗？抑或是，你手里拿着书，心里想着厨房锅里的菜，惦记着走在下班路上还没到家的伴侣，埋怨着上午跟自己斗嘴的小王？

不管怎样，先让自己的思绪安静下来，通过这本书上的文字，感受一下自己的呼吸，平静而悠长，感受一下自己的心情，平静而欢快。这一刻，不断超越上一刻自己的局限，在行走中觉察打破惯性。谁都希望自己在每个时刻都是美美的，希望下一刻的自己会更好，但前提条件当然是要先做好此刻的自己，觉察到此刻的自己，所以活在当下是人生最大的功课。

记得有一天，我突然发现自己总是很在意别人如何评价自己，做任何事情都会从“别人会怎么看”的角度来分析并且影响我的决策。比如，其实我很喜欢比较休闲、宽松的衣服，但职业角色要求限制我不能穿得过于随意，所以我通常在周末穿得休闲一些，但周末有活动比如朋友小聚，我就会纠结一阵。如果按自己性子来，我会选择牛仔裤配 T 恤衫，但同时又会有一个念头提醒自己，“这样穿太随意了，别人会觉得我太……了吧”，表面看起来这个现象可能源自我过于在意他人的评论，深层次原因则是我一直害怕自己被否定，所以一再求认可；再往深挖，我怕之前的行为评价系统被瓦解，怕之后别人对我的印象有改变，从而影响对待我的方式，等等；总之一个结论，便是我没有活在当下，没有足够定力在当下做出适合当下的决定，无论是从个人的舒适度，还是从参加这个聚会对我而言的意义与要求，这都是从当下出发做出的决定。如果是基于这个做出的决定，无论我穿休闲款还是商务款，就只是具体选择的内容不同而已，但如果我是基于别人的看法做出选择，便无论我穿什么都不是活在当下的明智选择，哪怕两种方式选择的结果是相同的，但根本而言，一个是以自己的意志为指导的结果，一个却将自己的决策权交给了别人。

Day2. 肩膀要平。肩膀代表担当，潇洒应对责任与压力

1. 肩膀决定行走者的身体平衡度，在行走中应尽可能地保持双肩平衡、稳定且放松

行走中双肩也是决定走姿的一个关键因素。看见一个人的走姿，最先呈现在我们眼前的往往就是他的肩背状态。回想一下脑海中最深刻的某个伟岸形象，往往是跟背影、宽厚的肩膀、有力的手臂、温暖的大手等记忆相关。行走也一样。平稳的双肩会给人一种踏实的感觉，双肩晃动得厉害或者左右偏斜，一边高一边低而且很明显的样子，会让人难免有种提心吊胆的感觉。

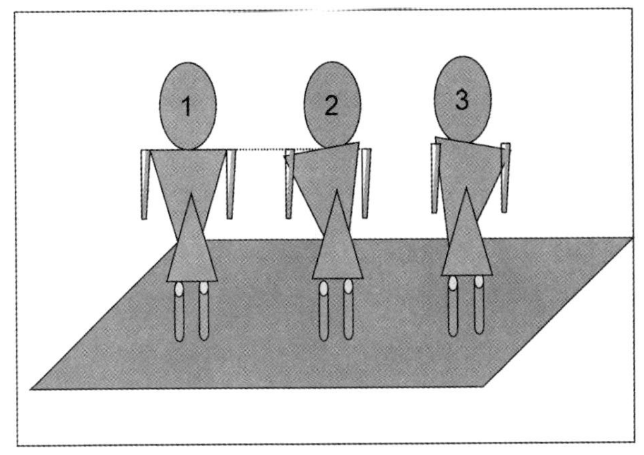

图 4–3　双肩状态与行走中身体平衡度的关系

看看图 4–3 中的三个形象，2 号 3 号会不会激发起让你去扶一把的冲动？实际中，还有一种走姿，便是 2 号和 3 号的叠加版，就是在行走的过程中两边晃动且幅度大、对腰胯支撑考验大的一种走姿。我们暂且放在下一步去讨论，这里先看这三种状态。

1 号是比较舒适的理想状态。这样的走姿首先会让自己走起来很轻松，从力学而言双肩平稳的状态对于身体的消耗更小，比其他两种状态更省力，行走起来也会更顺畅。2 号、3 号的行走方式则会比较费力，尤其对背部产生的作用力会比较大；其次就肌肉群以及脏腑功能而言，1 号也会较 2 号、3 号健康、舒展，行走过程中肩部平稳，背部会比较放松，全身的气血能量可以自如分布。2 号、3 号则会造成局部肌肉群紧张压抑，长期如此，可能还会造成脊柱变形以及相应侧背部肌肉群的习惯性紧张、僵硬，甚至对体内脏腑产生习惯性压迫，从而影响对应脏腑功能；再次，1 号会让人看起来赏心悦目，而 2 号与 3 号却让人莫名担忧。我国传统的审美标准一直强调对称关系，因为这种对称关系会让人更容易生出安全感，否则人们会莫名产生一种要实施某种举动去促成对称的冲动，尤其是那些有某种强迫症的人。

所以，无论从利己还是利他的角度，在行走中我们都应该将双肩保持平衡，轻松舒适带有美感地行走。

2. 从双肩的平衡状态看行为记忆背后应对事物的思维模式

还是图 4–3 提到的 3 号状态，我们想象一下 3 号状态的形成可能性，可能是单侧负重，比如习惯性地用某侧手臂提拉重物、抱孩子、用某侧肩膀背包包等；可能是单侧吸引力过大，比如心爱的另一半总是在某侧行走或存在，导致身体习惯性地吸引至一侧；可能是坐姿习惯不良造成脊柱侧弯，比如经常侧脸趴在桌子上小睡、扭着身子伏案工作等。这里我们以第一种可能性分析一下。

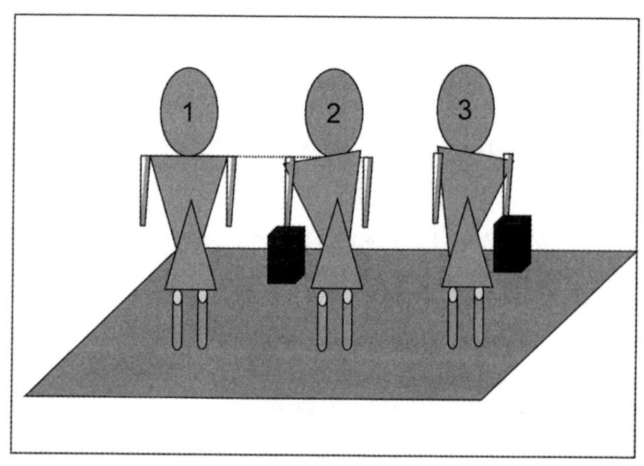

图 4–4　双肩状态与身体行为记忆的关系图

如图 4–4，我们在 2 号、3 号的模型中各自添加了一个重物，这样一来即使有强迫症的你似乎也不会对 2 号、3 号肩膀的偏离有任何不适了吧？因为这样就多了一份合理性。这个合理性的存在逻辑，就是我们的行为记忆与习惯记忆。

具体一点，生活中的女性基本上每天都会负重行走，或者是菜市场买菜，或者是上班路上，我们总能看见女性随身带一个小包，或大或小，或背或拿，总是负重前行。所以，女性其实都很有担当，都没有男性那么洒脱，尤其对于照顾家庭照顾孩子而言，一般女人结婚后会自然生发出一种慈母般的担当，这似乎与女性从小习惯用肩膀负重在某种程度上也有一丝联系吧。开个小差，回归正题。我们看看女性对于日常负重这件事情的应对处理方式以及背后的行为与思维路径的影响。

一般女性在行走的过程中都习惯单侧负重，用单侧肩膀背包或者拎提重物，而同样是用单侧负重，因其应对压力时的思维模式与行为方式不同，也会产生不同的结果。

具体而言，一种女性面对压力时，会调动全身能量进行强有力的反击，这些女性的走姿结果就会出现经常负重的那侧肩膀高于另一侧肩膀，如图 4–5 中的图 1–1 和图 2–1，她们的逻辑是这样的，“我扛我扛我扛扛扛”。

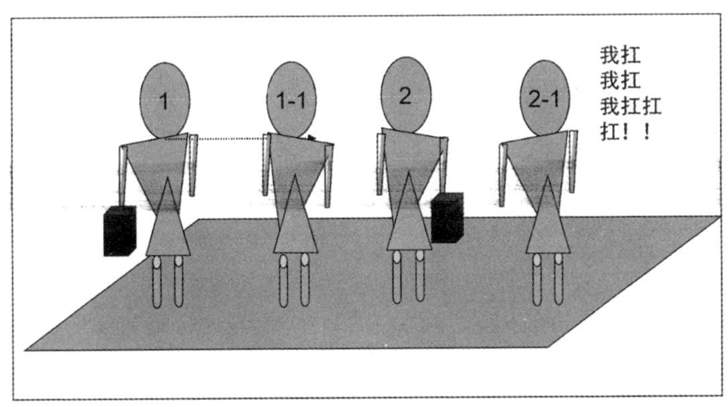

图 4–5　我扛我扛我扛扛扛！！

一种女性面对压力时，会顺势妥协，可能会有委屈与压抑，但无力无意愿去改变。这些女性的走姿结果就会出现经常负重的那侧肩膀低于另一侧肩膀，如图 4–6 中的图 1–2 和图 2–2，她们的逻辑是这样的，“我从我从我从从从”。

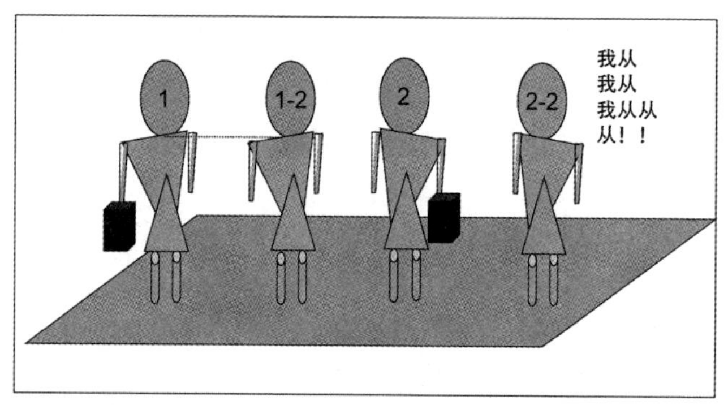

图 4–6　我从我从我从从从！！

还有一种女性面对压力时，会拿得起放得下，用合适的方式面对并用合适的力度反击。这些女性的走姿结果就是，无论哪侧肩膀负重对左右肩膀的平衡度都不会造成太大的影响。当她们放下包袱时，双肩依然会回到最放松的状态，保持身体的平衡协调，如图 4–7 中的图 1–3 和图 2–3。她们的逻辑是这样的，“我就是我，不一样的烟火”。

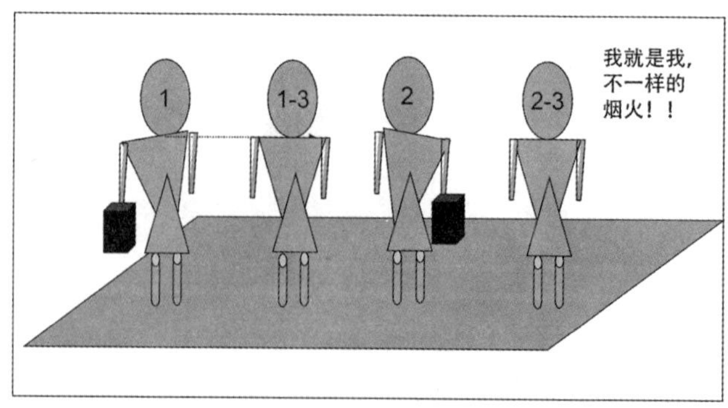

图 4–7　我就是我，不一样的烟火！！

三种女性同样用单侧肩膀负重，但在放下包袱后因为行为记忆与思维记忆在身体中形成的惯性，导致行走的姿势各有不同。

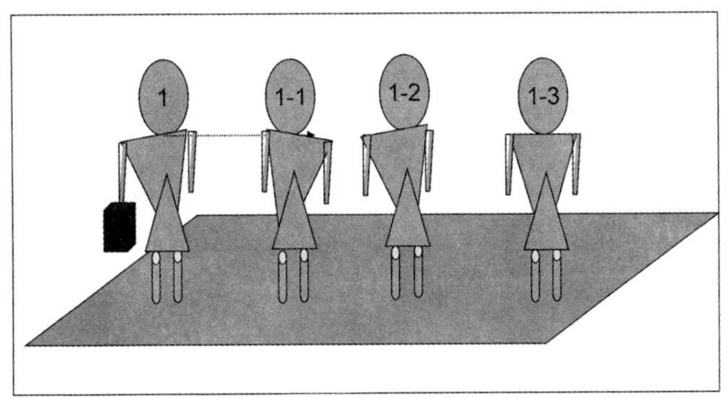

图 4–8　同样是左侧负重但对身体的影响各自不同

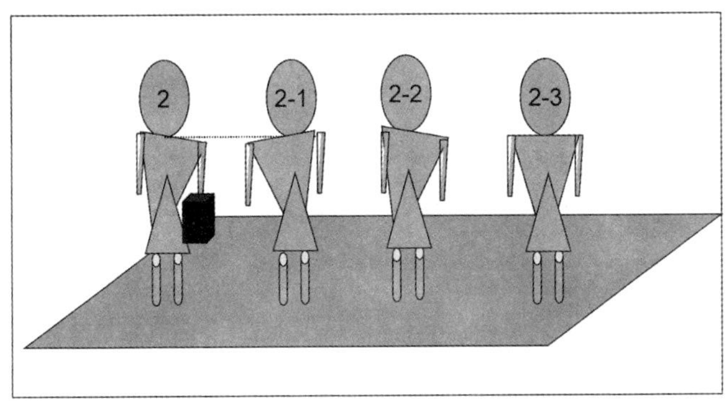

图 4–9　同样是右侧负重但对身体的影响各自不同

这些不同犹如一面面镜子，当你知道镜子折射的规律，便可以轻松地从镜子里读懂呈现的影像。所以，我们经常说一个人的走姿中记录着他的行为习惯、情绪记忆和思维方式。这种思维方式一旦形成一种惯性，调整起来会比行为习惯更难。

3. 肩膀代表担当。在做事中担当，在担当中成长。

跟刚入职场的小伙伴沟通时，经常会听见他们抱怨工作环境多么不称心、多么不如意，上司如何不理解自己，同事如何使唤自己，客户如何刁难自己……但有一个小伙伴例外，她从不抱怨，她会像其他小伙伴一样遇到问题，也一样会向我咨询，但她咨询时会很客观地看待自己所处的环境、客观地看待自己遇到的每个人、每件事，客观地分析自己在应对过程中的表现，哪里是不合适的、哪里有待改进，总是从自己的角度找解决方案，如同图 4–8 里图 1–3 和 2–3 一样，不停地在应对各种压力与挑战的情境下寻找自己的平衡点。几年下来，她在职场圈里越来越自如，不论个人能力还是人脉关系，都实现高速正增长。

举两个她的小案例，她刚进入职场时，做公司的前台。公司负责装修设计咨询，同时承接装修施工板块业务。作为前台，她每天要接待各种人群，从合作公司高管、公司设计师、公司客户、工程经理到装修工人等，不同的人群有着完全不同的特质和需求，如何让每个人都能在第一时间得到前台的接待并迅速地找到他们想去的地方联系到想要见的人，对于她来讲是一件很棘手的任务，因为没有具体的细节流程图，永远不知道下一个来访者会用什么样的方式出题，何况她还是职场新人。开始的几天，用“应接不暇”“尴而尬之”来描述她一点儿都不为过。

她曾这样跟我描述过她的一段经历。

8:00，提前 30 分钟到公司，收拾整理妥当后，调整心情面带微笑给自己来了一杯清茶，让自己能量满满。

8:15，同事陆续到了，贴心地跟她打招呼，完美。

8:20，一位客户怒气冲冲地进来，直奔前台：“我要投诉！”这阵势，把刚到公司几天的她吓到了。

“你好，早……”

“早什么早！”

“嗯，早！女士，你先别急，慢慢讲。”

“慢慢讲慢慢讲，你们公司太过分了，那装修工人说……”

“嗯，我们公司客户部的同事还没到，您先坐这边等一下吧。”

“你必须给我解决，立刻，马上，现在！”

“嗯，我知道了，我带你去那边等一下吧。”

……

一轮下来，她已经胆战心惊，好在老员工来帮忙解围，才把这位投诉者安顿好。

8:30，行政部主管打电话来：“你到我办公室来一趟。”

“一大早怎么就这么吵，为什么这点事情都处理不好？这影响多坏……”

“我……”她还没来得及为自己辩解，主管面无表情地对她说，“我不希望有下次，出去吧。”

8:40，公司设计师王某打来电话，“麻烦你帮我去对面星巴克买杯咖啡，谢谢！”“啪”，还没等她反应过来，对方电话就挂断了。她心里很大的不情愿，跟同事招呼一声，请同事帮忙照看前台，自己走出公司去买咖啡。

9:10，她回到公司，把咖啡送给王设计师，回到岗位，同事告知她，“刚才主管来过，问你去哪里了”。她又开始担心，好像又做错了。

……

总之，那天的遭遇对于她来讲太黑暗。下班后她来找我喝茶聊天，带着“我知道这样的状态不对”“我相信问题一定在我”“究竟错在哪里”“是什么原因”“我该怎么办呢”等一系列的疑问与困惑，却很少抱怨。当然，我根据她的情况给出一些建议，比如对公司的环境、规则需要尽快熟悉，对于王设计师这种超越工作范畴之外的无理需求，要以什么样的方式礼貌拒绝，对于突发事件如何应对处理等。然后我以肯定的语气告诉她，她会很快适应的，因为她当晚跟我沟通的状态、看待问题的方式，让我看见了一颗有担当的心，这份担当便决定了她发展的可能性。我真诚祝福她并表示会一直给予她陪伴和支持，她很开心地回去了。

看见她开心离去的背影，更加肯定自己对她的祝福，因为我看见了她身上另外的几个特质，“拿得起放得下”“对自己有信心”“对他人有担当”“对工作有激情”。因为对自己的行为、对他人有担当，遇到问题、遇到指责甚至委屈的时候，才能做到不抱怨、不埋怨，才能从自己身上去找原因、找解决方案；因为对自己有信心，才能愉快地相信自己有能力做到，只要方向正确、方法得当；因为对工作有激情，相信事态会朝好的方向调整，明天才有可能会更好；因为拿得起放得下，才能在这么短的时间里解决了问题开心而去。

两年过去了，她已经是这家公司的行政部主管了。

Day3. 脊柱要正。脊柱代表支撑与统筹，欲成大事者必须要支撑全局协调统筹追随者

1. 作为全身的支柱，脊柱保持中正虽难但意义重大

躯干是人体直立行走的核心支撑，肩、脊柱、髋、骨盆将躯干组成一个“工”字形，其中脊柱是中轴，是核心支柱，在它的牵引下肩与髋协调配合。它牵引的规律、身体其他部位的协调配合程度，都与脊柱的中正与松直有直接关系。因此，在智慧行走过程中，躯干作为肢体链接的核心所在，统筹并主导身心协调的全过程。

我们先来了解一下人体的脊柱。

脊柱由 33 块椎骨(颈椎 7 块，胸椎 12 块，腰椎 5 块，骶骨 5 块，尾骨 4 块）借韧带、关节及椎间盘连接而成。脊柱具有支持躯干、保护内脏、保护脊髓和进行运动的功能。脊柱内部自上而下形成一条纵行的脊管，内有脊髓。

古语道，“立如松、坐如钟、卧如弓、行如风”，而这如松如钟如弓如风的根本便在于脊柱的中正状态，否则松不是松，是歪脖树；钟不是钟，是软泥墩；弓不是弓，是枯树枝。所以，古人强调一个人在任何时候身体都应该是中正的，强调要行得正、坐得正、走得正、睡得正，才能心正德行。而正人先正脊，正脊先观鼻。不论是内家拳法、还是现代舞蹈，都要求在练功之中强调脊柱的中正与松直。脊柱中正与松直，意味着身体气血畅通、气机通达，是身正心正的基础。

一般而言，我们静止时，要做到脊柱中正并不太难，只要我们提醒自己注意就好，难的是我们不可能一直静静地待在那里不动。而在动态中依然能够保持脊柱的中正便太难了。说到这里，我想起了一个关于修行的故事。一个叫常仁的出家人在山上一座寺庙修行，茹素诵经，身心安住，自认为修到一个阶段了，便去找师父求证，说自己已经做到“看破红尘事”，有了一颗“如如不动心”，可以对世人“慈悲为怀”不存分别不生芥蒂了，是不是算是修成正果了。师父看了看他，说，“嗯，很好。明天一早你就下山去吧，去帮几户需要帮助的人家”。第二天一早常仁便下山，看见这户人家的困难是因为户主品行败坏，不值得帮；看见那户人家是因为需要钱治病，身上没钱帮不上；再看见另一户人家要修房子缺人手，自己不会修帮不了……总之，他忙活了大半天，不是不想帮的就是不能帮的，然后垂头丧气地回山上了。他见到师父，一阵抱怨。师父看了他一眼笑而不语。

说了这么多，回到脊柱上，其实我们安静不动的时候，想要调整脊柱的中正相对而言很容易，就犹如山上的常仁，没有任何干扰很容易身心安住。一旦我们开始行走，要在动态中保持脊柱的中正便如下山的常仁，一个字，难！在动态中要保持脊柱中正的同时，还能做到脊柱松直，那就难上加难了。若不是时常练习并在平时生活中保持，实在难以做到。

2. 张弛有度、有余得以容游刃，方能成就统领协调之功业

提到统领一词，我最先想到的画面是如同成吉思汗、努尔哈赤一般的人物，这些人物的王者气势与气质极具张力，在霸气果断智慧的基础上，都有一份张弛有度、有余得以容游刃的厚重，能容诸多难容之事，却也不纵容丝毫不可纵容之行，其中对度的把控极其精准，令人佩服。

如同这些统领一样，脊柱在行走中对身体的贡献便是以统领者的身份统筹其他部位的协调配合，共同实现行走的目标。人在行走的过程中，全身的骨骼和肌肉群都会参与其中，发挥各自的作用。在众多力量的共同作用下，如何确保行走能朝着一个既定的方向前进？一个简单得不能再简单的现象往往是我们容易忽视的。这些力量能够得以统筹前行，其功在于脊柱，脊柱在某种程度上承担了这些骨骼、肌肉群等组织的统筹者角色，因为脊柱的格局构成足够承载相关连接，且在连接的同时能够通过椎骨间的空隙最大限度地包容和缓解来自各个力量的缓冲。

前几天，同一个90后的创业团队负责人小Z聊天，提到领导者与管理者的不同。小Z的团队是做自媒体运营的，开始只有两个合作伙伴，创业初期各方面运转都非常高效。如今，业务发展，团队壮大，工作量也比之前多了很多。随着团队成员的增多、人员与事务的复杂，管理难度日益增加。小Z在聊天中提及很多任务没有达到他的预期，人员配合也存在一些问题，感觉团队状态遇到了发展瓶颈。工作有、人手有，但工作与人手的匹配性总是差一截。

我问道："工作分工清晰吗？"

小Z说："很清楚的，每个人负责一块工作，各自负责，我只管总体。"

我又问："你会把每周的总体工作目标和要求告诉他们吗？比如这周要出几篇推文、大概类型或者方向是什么，又是怎样告诉他们的，之后他们会再把这周的具体实施计划给你反馈吗？"

小Z说："这个没有。他们会自己先去做，然后我们再沟通讨论。"

找到了沟通断档的原因所在了。

我再问："他们做完之后的结果给你，你对结果会有要求吗？或者他们提交的结果能满足你的要求吗？"

小Z说："嗯，我会觉得他们做的不是我想要的，我很难满意。昨天我还让他们把一篇文章重新返工，时间成本很高。"

出现状况之后，小Z不是从自己的管理缺欠运行弊端对症下药，而是继续责问员工执行结果，从而导致沟通效果继续走向负面。

我继续问："那让他们返工他们会有情绪吗？"

小Z说："当然，会很消极，会有抱怨。但我需要对我的粉丝负责、对我的客户负责，我一定要严格把关。"

我说："其实换个方式，试着站在一个领导者的角度带团队，而不是一个管理者的角度管团队，效果可能就会有很大不同。"

小Z问："领导者？管理者？很大不同吗？"

他依然固执。

我说："当然，领导者，是要激发团队成员尤其是中层领导的活力，让他们动起来，并且在他们没有考虑到甚至没有办法的时候，引导、陪伴他们找到相应路径，让他们从不能、不知道，成长到能、知道，同时领导者永远站在团队每个成员的背后，在他们无助迷茫的时候，坚定地给予支撑。领导者心中想的永远是团队，是团队未来的发展。相对而言，管理者更侧重于某个目标某个项目某件事情的实施与完成，两者相差很大的。”

小 Z 若有所思地说：“领导者是团队的支撑，管理者是实现目标的执行者。所以，我其实还停留在管理者的角色，没有随着团队的发展而作转变，所以是我自己的成长没跟团队的发展相匹配，才会造成现在团队的瓶颈？”

“是的，团队发展到一定阶段，就需要有领导者引领团队了，而不能简单地靠管理者管团队了。就像打仗，打仗的时候只要大将军有经验有谋略就好。要经营一个地方，就需要领导者把各方治理得当，那可不是将军能处理好的。此外，在从创业到守业会经历从管理向领导过渡的阶段，这个阶段里，最容易出现的状况就是用管理者的要求、以领导者的方法管理团队，具体而言就是潜意识里用管理者的要求和目标考核团队成果，却又用领导者的方法只给方向不给路径。这种情况下，如果团队融洽有配合基础还好，否则就会成本极高。因为团队并不知道你要什么、也不知道怎么做，只知道做出来的东西老板始终不满意。”

其实，领导者要能运筹帷幄统领全局，需要有格局有毅力有方向的同时，要有足够的韧劲与包容度，要容得下难容之事，载得下难载之人；还要在团队有需要、没路径的时候给予支撑、给予引导，既要领又要导，还不能过于强势地管，这个度需要有点功夫才能把握。犹如这脊柱，连接头颈与腰胯，对全身各部位的方向与行动，有配合、有牵制、有包容，并通过椎骨间的构造缓解各种力量的相互冲突，化干戈为玉帛，最终形成一股向前行走的力量，推动行走者朝着目标前行。

3. 分享两个训练脊柱中正的有趣方法

最有效也最难的方法依旧是在行走中训练，脊柱的中正与松直是让身体中正或者说是正身正心的一个最有效捷径。在行走这样一个非常具体的小情境里几个相对固化的动作间，对脊柱的正与松进行训练，首先成本较低，不需要更多器械、不需要其他人员辅助配合，只需要自己起身走就好；其次很容易检视，自己用心感受，便能清晰体会到脊柱是否做到了正与松。这种检视和觉察，还会让自己专注于行走中的身体，增加行走中自己与身体的连接，达到一种内在的安静状态；再次很容易印证，就是当达到目标即脊柱中正、松直时，身体会有明显反应并为行走者所感知。具体而言，即体内气血分布状态会有明显不同，比如头部可能明显感觉气血能量充足、一股暖流从背部直达头顶，或者是腰胯感觉很轻松，或胃部有痛感等，这些状况很容易被训练者觉察到。

这种训练方式其实很有趣，因为我们永远不知道这次行走训练过程中身体会出现怎样的反应，也不知道这次行走训练中脊柱的正与松状态能够保持多久。每次的问题都会不同、每次的情景都不会重复，你永远不知道下一个瞬间会在哪个地方出现偏差，但一旦走起来，我们就知道了。那种感受有点像推理小说里的破局、有点像电子游戏里的闯关，充满了挑战，充满了好奇与激情。

除了行走中的训练，我们还可以在坐着的时候练习脊柱的正与松直状态，比如泡茶的时候。喜欢喝茶的人几乎每天都会安排一段坐在茶台前泡茶品茶的时间，而且那段时光是自己很放松很开心很惬意的，这个时候也是很好的训练脊柱中正度的时光。训练者可以有意识地坐在椅面的前三分之一处，然后双脚平放在地面，双脚分开与肩同宽，调整腰胯，让臀部在椅面上坐平稳，腰胯、双腿、双脚放松，再调整脊柱、肩颈、头，使三者保持在一条中线上，接下来从头到脚全部放松，活动双臂双手，在装茶、注水、出茶、敬茶的过程中关注脊柱的状态。这种训练方式也很有趣，我经常会将其作为一种类似于瑜伽的放松模块，作为自己码字或者工作一天之后的舒缓项目，缓解一天的疲劳与肌肉酸痛，超级有效。

Day4. 腰臀要正。腰臀代表活力，生命不息活力不止一切皆有可能

1. 承上启下的腰胯，决定了身体的活力

从婴儿爬行到幼儿的蹒跚学步，最为关键的跨越便是通过爬行调整脊柱以及骶骨部位的曲度调适，从而提升腰胯的力量，以便保证腰胯适应四肢以及全身各个部位运动中的协调，直到足以支持整个身体正常行走，这些积累为以后调动身体活力、缓解脊柱在行走中受到的各种力量冲击、为人类身体健康与生命体验提供保障奠定基础。

不同的生理年龄行走特征完全不同。从活跃度来看，随着年龄增长，身体越来越不灵活，行走活力也越来越低；从行走中的身体重心点来看，随着年龄增长，重心点位置逐渐下移，稳定性越来越好，但走姿却越来越沉重；从人的气血特征来看，随着年龄增长，气血能量状态越来越弱。老年时，仅够支持基本的呼吸系统运作，气血能量已经无法抵达脚底，导致老年人在行走中步履比较拖沓。

下面，我们具体来看一下，不同年龄阶段的人行走特点以及现在与我们小时候那个年代的不同。

婴儿时期：爬行

我们在婴儿时期，都是先学会爬行的。爬对于那个阶段的孩子，实际上是为了学习行走打基础做准备。因为行走是需要以身体平衡能力、四肢协调能力、腰腹支撑力量等为基础的。更重要的是，爬行会帮助孩子形成脊柱的自然弯曲即所谓的脊柱的生理性弯曲，脊柱的生理性弯曲可使脊柱产生弹性动作，以缓冲和分散在运动中形成的冲击力对头和躯干产生的震动，具有生理性保护作用。孩子在爬行之前，

脊柱是直条的，最终是通过坐、爬、走一步步的练习，才逐渐形成四个生理弯曲。

我们小时候，都是在地上或者院子里到处爬的，开心而且有成就感。但现在，好多家长担心地面有各种细菌、微生物，太脏，基本不准孩子在地上爬；在床上爬，又怕孩子掉到地上。所以，他们经常都把孩子抱在怀里，美其名曰，“孩子放下就哭，就喜欢被抱着”。在剥夺了孩子爬行乐趣的同时，也影响了爬行给孩子带来的脊柱锻炼。脊柱得不到有效训练，从中医的角度而言，脊柱两侧的膀胱经也得不到有效开发，对肾功能、脾胃功能都会有一定的影响，而肾与脾胃对应的情绪、责任、毅力、包容与同理心等息息相关，所以现在的孩子在这些特质上也会有所欠缺。

幼儿时期：蹒跚

再大一些，孩子学会行走了。这时候孩子气血非常充足，肢体非常柔软，浑身有力气，却苦于对身体控制与管理能力不足，无法很协调地保持身体平衡以及各个部位的配合，容易摔倒。但刚刚学会行走的孩子出于本能，非常喜欢尝试着行走。远远看去，这个阶段学习行走的孩子就像个醉汉，走起路来摇摇晃晃的。但奇迹的是，每每我们都觉得孩子马上就要摔倒了，但他晃晃悠悠地就是不会倒。偶尔摔下去，因为孩子比较矮，加上孩子气血充足、筋骨柔软，都不会摔伤甚至不会摔疼。

我们小时候，家长对于这个年龄的孩子是散养的，绝对允许我们大胆蹒跚学步，摔了就摔了，甚至都不会扶我们。现在的孩子，各种学步车、学步带，跤是基本不摔了，但身体也越来越弱了。离开学步车与学步带之后，摔上一跤都成了一件大事，孩子们的抗压能力、抗挫能力也急转直下。

少年时期：跳跃

到了少年，行走已经成了一项基本能力。经过一段时间的运用之后，身体在行走中已经能够协调自如了。气血依然十分充足的孩子总是精力十足地蹦蹦跳跳，永远充满激情与活力。这时候的孩子多数都是踮着脚尖走，着力点在脚尖或者前脚掌，重心提在胸口，这样的身体状态适合于随时调整方向，可以随时刹车、随时调头、随时拐弯。这时候的孩子，这一秒你看他在这里玩这个玩具，却永远不知道下一秒他会有啥打算啥想法。

我们小时候，这个年龄的孩子每天都在院子里、胡同里玩儿。经常是一帮孩子在一起，不到天黑吃饭爸妈催促不回家。那时候的孩子头儿，长大后都成了领导或老板，听话的乖孩子长大后基本上都在被管理。正是印证了那句话，领导能力得从小培养，要从游戏中训练，最好还是孩子自发自创出来的。现在好多孩子都被安排上各种兴趣班，被爷爷奶奶、外公外婆、爸爸妈妈宠在家里，不允许乱跑，因为外面有太多的“坏人”。孩子一身的活力无法释放，便选择了电视机与网络游戏。

青年时期：矫健

到了青年，学习、工作成了主要任务，孩子们慢慢开始学习承担自己该承担的责任，开始接受并感受到来自学校、社会、生活的压力了。他们不再跳跃，脚部着力点也开始从脚尖向后移到脚心，但仍然有活力，不过隐隐感觉到“理想是丰满的，现实是骨感的”。气血充足的年轻人活力与激情依然占上风，“我的世界我做主”是这个阶段的年轻人的口号，他们走起路来，一阵风似的，矫健，有活力。

我们在这个年龄段时，天不怕地不怕，小时候的历练积累了诸多资本，无论学习做事都十分有方向有毅力有担当有办法，英姿飒爽。如今的年轻人，相较而言，多了些温室的痕迹，少了些风雨的历练，气势活力都少了许多。

中年时期：稳重

到了中年，因为拥有诸多阅历、看到了太多人情世故，人们对很多事情都有了自己独到的见解，不再轻易受外在环境的影响。行走的时候也多了一份稳重，脚部着力点继续向后移，从脚心移向了脚跟。这个阶段的中年人，往往已经是家庭的中流砥柱，上有老下有小，肩上的责任让他们不得不稳重，不可以再乱折腾。哪怕自己还有激情与活力，也只能安安稳稳地过自己的日子。

老年时期：拖沓

到了老年，各种经历的记忆不仅存在脑海里，也固化在身体里，身体不再那么柔软。各种行为、思维、身体记忆与习惯形成了相对固定的身体状态，走姿在这个时候也相对固化了。身体已经饱经风霜，气血不再充足，肌肉也逐渐丧失了力量，气、力两亏了，身体变得僵硬、脆弱。很多老年人走起路来，再次回到了身体不协调、不接受大脑支配的状态，脚部的着力点全然地落在了脚跟甚至整个脚底。有些老年人因为体力不支，髋关节甚至都无力抬高带动大腿小腿，只能任凭脚跟在地面拖动前移，略显拖沓。

2. 行走不断，活力不断，通过智慧行走开启生命中无限的可能

如陈明生老师所言，身体智慧之门的钥匙在每个人手上，而行走便是最为常见、最为便捷的方式，不用刻意，不用耗神，因为行走犹如我们的呼吸一样可以无时无处不在。

因此，陈明生老师将行走这个常见得不能再常见的行为作为对象进行研究，试图从这个行为背后找到跟行为有关的身体健康、心情愉悦、行为习惯养成、思维方式优化乃至心智模式重构等一系列的路径和方法。他借鉴了传统医学经典、易学经典、儒家经典甚至宗教智慧，历时 20 多年研究，形成了智慧行走的一套系统方法。按照这套方法，人们可以通过行走在日常情景中打破习惯性思维方式，逃离情绪记忆的怪圈。

智慧行走的核心在于强调有意识、有觉察、有规律、有方法、身心合一地行走。简单而言，便是身心一起协调走，即在行走中带着觉察、看着或者感知身体各个部分在行走中的状态并适当做出调整，使各部分之间更加协调。

身心一起协调走，这看似简单的要领，在实际操作中却很难坚持做到。一者因为太简单，有人会质疑它；二者因为太简单，有人会轻视它；三者因为太简单，有人会拖延一下待有空再试。总之，因为太简单反而被搁置，成为一种丢在角落的奢侈品。尤其在当下快节奏的时代，忙碌的生活、繁复的信息，让我们的日子太过充实，充实得几乎没有时间停下思考的脚步，去链接身体的双脚。每天从太阳升起到晚上进入梦乡，各种信息不断地抢夺我们的大脑容量，侵占我们的意识。大数据时代的到来，让我们利用高科技享受着超越时空便利的同时，自己也成为高科技产品俘获的地盘。

有人担忧人工智能再发展下去最终会取代人类，我没有办法证实这样的担忧是否会成为事实，但看见了高科技与人工智能是如何通过影响人类的选择从而影响人类的思维、行为与情绪的。就像行走这件人类从直立之后便拥有的一项感知世界、拓宽视野的本能，也因为高科技与大数据的介入日益退化。因为各类车船航空器成为人类双脚的延伸，人们不再需要通过行走实现位移了；因为各类摄像头成为人类感官的延伸，人们不再需要依靠行走去探索世界了；然而我们却忽略了，行走给人类带来的内心感受是外在的高科技与大数据无法取代的。还记得孩提时代的我们，从爬行到扶墙走，再到脱离爸妈的双手独自行走的那一幕吗？那种喜悦、那种新奇、那种自信、那种成就感，是无法依靠冰冷的数据支撑起来的。

科技的发展，使行走已经不再是人们日常生活中不可缺少的一部分了。人们行走能力慢慢弱化，身体的强壮程度、体质状态、活力心力也都日益衰弱。远古时代，人类要想生存就必须直立行走甚至遇到危险拔腿就跑，那个时代人类的身体强壮，尽管因为医疗卫生因素的缺失以及外界各种危险的不确定性导致整体寿命不长，但在生命存活期间的身体状态却是十分优良的。之后，随着交通工具以及道路等交通设施设备的飞速发展，车、船、飞机等交通工具以及通过互联网、物联网技术实现的交通工具之间无缝对接，这些人类提供的双脚延伸体在很大程度上取代了人们对行走的需求和依赖。行走逐渐也登堂入室，成为一种特定的运动方式了。同时，人类身体状况越来越堪忧，缺乏运动造成的肥胖、三高、脏腑功能弱化、气血能量不足，导致各种焦虑、恐怖、烦躁等情绪并让人失控。

所以，重新开始每日行走吧，像没有双脚延伸体的存在一样，并且放下手机、耳机，打开身体的每个感官每寸肌肤，带着觉察畅快地行走。来一场带着意识带着觉知的行走，一场为了走而走的行走，在行走过程中体会身体的协调状态，在行走过程中放松身心、缓解压力。

再来仔细地区分一下，一般意义的行走，可以说是身体单一元素的物理运动，即身体发生的物理性位移，而智慧行走，则是在身体发生物理性位移的同时大脑意识的觉知与参与，身体的每个细胞、每个器官、每项功能以及身体所属的“我”的每个行为、每个念头、每缕思维都随着身体的一举一动一起协调运动，形成从内到外、从细胞到身体的综合性、透彻身心的运动，让身心充分体验当下的每个细节。

Day5. 双腿要正。双腿代表执行，实现目标的真本事要在行动中检验

1. 双腿要正。双腿是行走中身体的支撑，如房屋的支柱

腿与脚是承载人体全部重量的支撑，因为它们的支撑，让人们以

直立行走的方式体验生命成为可能。

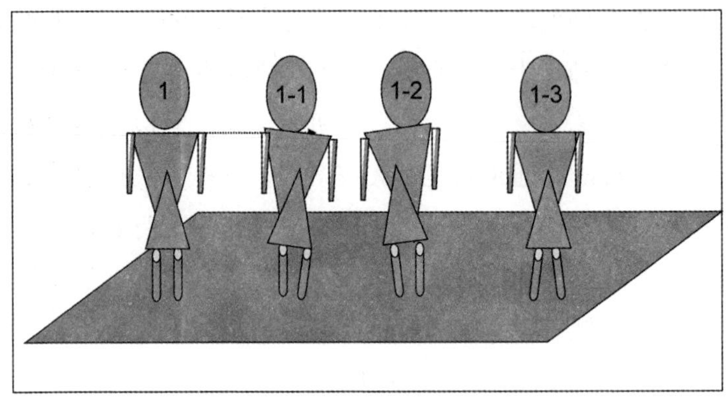

图 4–10　双腿的正与身体的关系

一般而言，行走中双腿的正与腰胯的正紧密相关。如图 4–10 所示，如果双腿在行走中两侧力度不一致，或者行走中两腿迈出的方向抑或是步伐大小不一致，都容易使身体倾斜，从而影响腰胯乃至上面脊柱、头颈的正。双腿犹如房屋的支柱，柱子不正，房屋便有倾斜甚至倒塌的危险。

2. 双腿代表行动的力量，再周密的计划都需要踏实的双腿去执行

每个人每天都会有很多想法或者说是念头从头脑中产生出来，比如突然想吃某家的哪道特色菜品，突然想见哪个许久未见的老朋友，突然想到一个商机可以借机闯荡江湖开辟一番事业，等等。

当产生这些想法的时候，不同的人会有不同的应对方式。

有的人会立即行动，想吃就去吃、想见就去见、想干就去干。这类人性格极其洒脱，做事风险比较大、成本比较高，但成功的概率也会比较高，因为行动力强。

有的人会把这个想法再想想，在脑海里把事情的全过程仔细品味一遍，比如想想怎么过去、怎么点菜、怎么等厨师服务员把菜品端上来、怎么一口一口地品尝、怎么擦嘴走人，之后再想想，也不过如此，算了，就这样吧，最终放下这个念头和想法。除非想了一通之后，还是想吃，才收拾衣装出发。这类人性格沉稳、有全局观、有前瞻性、风险意识强，做决定之前都会进行一番思想斗争，把各种可能因素一一比对之后方才决定，这种性格的人如果加上较强的行动力或者拥有一个强有力的执行团队，很容易成就一番事业，做事情的时间成本高了一些，但是风险把控好，成功概率较高。

还有一些人，会把这些想法拿出来跟一些不相关的人聊，把事情当成是一个谈资或者自己的一个成果，口若悬河，谈得风生水起，好像明天就会行动或者好像现在抑或昨天就已经开始行动一样。这类人性格比较自我，容易凭自己的经验、自己的想象应对事物，同时因为擅长沟通、擅长表达、想象力与创造力强，是理想的营销策划人才。这种性格的人，如果有行动力强的合作伙伴，且相互有较强的信任度与默契度，则容易成功，成功概率高。

还有一些人，会像灭火器灭火一样，把这些想法直接摒弃，更有甚者可能连灭火之后的烟雾都不留一丝，这些想法一闪即过，该干吗还干吗，纹丝不动。这类人性格比较内敛，做事情比较刻板，但责任心往往也很强，接到任务一定会尽心尽力地完成、不折不扣，当然可能也不会随机应变，是理想的操作人员。这种性格的人，一般老实厚道、命运相对较少波折，人生经历也不会有太多变化。

注意观察的话，这些人的性格特点跟他们的走姿中呈现出来的腿的力量有很大关系。比如第一种想干就干的人，走起路来腿脚利落，腿部有力量，步伐轻快；第二种想干就想、想好再干的人，走起路来腿脚沉稳，腿部有力量，步伐稳健，一步一个脚印，节奏较慢；第三种，想干就说的人，走起路来腿脚利落，腿部没有力量、步伐较轻，走起路来像踩在棉花上一样，而且脚尖可以随时转向；第四种，想都不想直接灭掉想法的人，走起路来腿脚沉闷，腿部没有力量、步伐有些许拖沓，走起路来像完成任务一样，很难在行走中突然转向。

3. 行动力是一种可以在做事过程中不断锻炼提升的能力

行动力越来越被重视，经常听见身边的家长抱怨，说自己家的孩子行动力差、自理能力差，希望我能给她们一些建议，提升孩子的行动力。

从年龄特点以及身体活力看，孩子应该是极富有行动力的，应该处于想到就做、无顾忌、不犹豫的状态，他们为何会成为一个行动力差的群体呢？而且貌似这个现象还不是个别现象，而是诸多家长的普遍困惑。

究其原因，我觉得最主要的原因是时代发生了重大变化。随着经济社会的发展、人们物质生活水平的提高以及我国卫生事业的强大，从第一代“独生子女”的孩子出生开始，四世同堂再不是一件新鲜事儿，“14+1”的队列也正式开始规模化呈现，即八个老人加四个中年人加两个年轻人共同“关爱”一个孩子的时代正式开启。这个时代的标志性理念有这样几个：

“就这么一个”。十四个成年人围着一个孩子，像照顾宠物一样照顾着，比起孩子的爸妈那个“衣来伸手饭来张口”的第一代独生子女，这一代孩子更特别，似乎连伸手、张口都不用自己考虑了。很普遍的现象就是爷爷奶奶追着玩耍的小孙子喂饭，好像孩子连自己饿不饿都没有知觉一样，从小便在生活中形成了一种依赖、不独立甚至不自知冷暖的意识习惯。在这种意识影响之下的一系列行为便是能叫人帮忙的自己一定不出手，眼中只有自己想要的东西、自己的目标猎物。不幸的是，这些孩子成长的时代又是各种信息大爆炸的时代，色彩鲜艳的动画片、笑点纷呈的娱乐节目、惊险刺激的真人秀、虚拟玄幻的网络空间充斥了他们的成长时光，养成了他们被动接受的习惯，不用思考也无暇思考，至于行动力就更无从谈起了。

“外面的世界太不安全”。十四位成年人以过来人的经验判断“外面的世界太不安全了”，“食品、生态环境越来越恶劣”，“陌生人越来越坏”，“各种惦记小孩子的人贩子处处皆是”，孩子们被各种“安全”“环保”理念装进了“保温箱”“保险柜”，与大自然与世界实质性隔离。十四个人给孩子全副武装，出门自带杯盘碗碟水、无论在哪儿落座之前必将所有的桌椅板凳用消毒纸巾一一擦拭，听到陌生人问好切记不可以搭话、没见过的人事物一定不能乱摸乱碰乱问……长此以往，孩子自然形成了一种戒备心，自我意识十分强烈。在这种心态影响之下的一系列行为特征，便是很难对新环境、新事物有创新性的探索、包容性的接纳、试错性的勇敢，凡事一定要确保安全之后再去做，少年老成、活力不再、缩手缩脚，自然行动力差。

“不能输在起跑线上”。为了让孩子赢在起点、成为人中龙凤，十四个成年人剥夺了一个孩子一切的劳动权利与义务，让孩子把有限的时间投入到无限的学习中，衣服不用洗、家务不用做、亲朋好友来做客不用打招呼，4 岁的孩子要会写拼音、5 岁的孩子要会加减法、6 岁的孩子要会说英语……这些已经成为一种常态，但在其他国家，比如德国，8 岁的孩子只会播种、栽花、除草、简单地拆卸玩具，根本不知道 1+1 等于几。其结果是孩子从小便拥有很多死板的知识，但极度缺少动手体验的乐趣与玩耍劳作中增长见识的机会，知道的做不到。真想提醒一下那些望子成龙成凤的长辈们，如果让你们的孩子有出息、不输在起跑线上，应该让他们抓紧提高动手能力，这一定会是下一个时代的超级稀缺资源。

或许还远远不止这些，我们还能总结出很多条相关的理念，但一切还有机会、还能够改变，因为行动力是一项可以通过训练得以提升的能力，只是随着年龄的增长、惯性模式的养成，训练难度也会随之增加。而训练的方法便是在各种情境中、在具体做事过程中点滴积累，从行为到习惯、从习惯到意识，最终形成一种新的思维方式、新的心智模式。

具体而言，我们简单落实到行走这个小情境中，谈谈如何提升一个人的行动力。

于事情而言，从决定行走开始，如本书所说，计划、准备、出发、坚持、复盘，行走的情况、自省坚持的状态、总结行走的效果等，各个环节都可以反映出我们的行动力如何，是否有提升。

于情境而言，从决定走、迈出第一步的难度，到选择行走的地点、时间以及最终成行的顺畅度等，各个细节也都可以反映我们的行动力如何。比如，准备出发前明明内心是想去附近的小公园走，然而走到楼下突然觉得太远太麻烦转而就在小区里走，这种状态便是对行走地点选择这个决定的行动力不足。

于动作而言，在行走中，两腿的力度、步伐的轻快稳健程度、身体各部位之间的协调度、当下行走训练目标的确定与坚持情况等细节，也同样可以反映我们的行动力如何。比如两腿在行走中拖沓无力、步伐沉重疲惫，则行走的行动力自然不足。

Day6. 综合练习：请几个同事聚餐

又是周末了，一周的行走训练下来，我们利用周末综合练习一下，因为行走而养成的觉察意识是否已经巩固，以及是否还会不经意地陷入固有模式。

为了给自己增加一些难度与趣味性，我们可以把原有的行走训练情境扩大一下，选择请几个同事聚餐，来考验自己的觉察意识以及自己拥有的打破固有模式的力量。

1. 聚餐前的准备工作

相信大家都有邀请同事到家中聚餐的经历，大家可以回头想想，在以往的聚餐经历中，我们是如何经历整个过程的，我们最为在意的环节会是哪些。

没关系，如果不记得也不要紧，现在安静下来，跟我一起开始做聚餐前的准备。

首先，跟家人商量一下，这事关对家人的尊重。在决定邀请之前一定要先跟家庭成员商量一下有关周末邀请同事聚会的想法，看看家人的时间以及安排有无冲突，尤其他或她的意见对这次宴会成功与否很重要，如果你不想在同事进家门时看见一张紧绷着的面孔，尤其记得这个步骤。如果有孩子，也要跟孩子事先沟通一下，让孩子从小就树立起“自己是这个家的小主人”意识。过日子其实很简单，没有那么多的高大上，比如对家人的爱与尊重，就是在这些小细节的沟通中。

其次，跟家人讨论分工，这事关家人的参与感与体验感。在取得大家一致认可的基础上，便可以全家总动员了。比如，你负责邀约同事、爱人负责准备餐食、孩子负责家内小环境布置以及给可能到来的小伙伴准备小点心或者小礼物。需要的话，还可以配备一些外送的菜品，免得太过忙乱。

再接下来，便是装扮收拾自己和家人、等待同事的光临。如果有必要，也可以稍微做一下接待对象的分工，比如嘱咐孩子主要陪伴来访同事的小孩子、夫人主要陪同来访同事中的家属或者女士，等等，具体事宜可以根据需要进行调整。

2. 聚餐进行时

聚餐时间到了，客人陆续到访。自己和家人应该如何具体应对？怎样接待好每位来访者？此过程中我们需要注意或者可以注意什么？这里罗列一二。

首先，此过程中可以练习觉察力。一方面是觉察自己在接待交流中的沟通与应对，另一方面是觉察孩子在此过程中的应对与表现，以及客人在此过程中的感受与应对。

其次，此过程中可以练习应变力。虽然自己和家人已经做了充分准备，但事情总是在时刻变化的，难免会有一些意料之外的状况出现。这时，我们如何应变、家人如何应变，尤其是孩子的应变与应对方式，都会是个考验。

再次，此过程中可以练习统筹力。作为一场家庭宴会的主人，在宴会中如何关照到每位客人、如何把控宴会过程中的每个细节、如何尽可能地使宴会的氛围保持一种轻松愉悦和谐的状态等，都需要主人的周密统筹，并在合适的时点做出的适当的调整，确保顺利进展。

3. 聚餐完成时

客人纷纷落筷，主人适时宣布餐毕，陪同客人离席，转到客厅或原地待餐盘收拾完毕继续品茶交流，直至客人陆续离开。

送走全部客人之后，聚餐完成时，继续全家总动员。

先是收拾残局。清理餐盘、打扫房间，此时可以根据孩子的具体年龄段分配相应清理任务，并根据孩子在清理过程中的表现予以指导和提醒，不时给予赞扬。

继而是全家落座，边吃点心边复盘。各自聊聊全过程的感受，一定不要很认真，但这个环节对于辛苦一天的家人非常重要，尤其对于孩子的成长。一天下来，孩子参与了哪些事项、做了哪些贡献、有多么优秀，这时候需要家长给予充分的认可与更好的建议。这个互动时间会给全家人带来诸多的欢乐，也会为培养孩子领导力提供滋补。

另外，还可以聊聊在聚餐中发现的值得关注、却又在平时被忽略的细节，比如某位客人身上值得学习、值得借鉴的优良品质，也可以用自己几周来在行走过程中掌握的有关走姿、肢体语言、行为方式与思维方式的知识对其进行印证，看看自己的觉知、自己对行知模式的了解。

总之，邀请同事或三五好友周末到家小聚，不仅能联络情感，还可以促进全家人共同完成一件有意义的任务，增加全家人的默契度与幸福感，让孩子在过程中通过自己与客人的交流、自己组织统筹聚餐的具体过程潜移默化地掌握洒扫应对、待人接物的基本礼仪。一举多得。

Day7. 方法分享：智慧行走的基本功训练方案

1. 觉察力训练：走姿里展现的性格特征

觉察力训练主要在自己的行走过程中进行。此外通过观察别人的行走状态以印证身体记忆、行为习惯与思维模式的关系，对提升自己的觉察力和加深对行走的信心都有帮助。

不过需要提醒大家注意的是，观察别人的行走状态以不影响、不干涉、不打扰他人为前提，将观察别人的行走状态仅仅作为帮助自己更好行走、更好理解智慧行走的助力，除非被观察者有相关需要，否则不宜去干涉别人的自我判断与行走习惯。

接下来，介绍一些走姿里呈现性格特征的理论依据和基础，以便大家理解。

其实，各国都有关于通过走姿识人的方法与经验。中医讲究的“望闻问切”，其中“望”便包含了对走路状态的观察；我国传统相学也对走路状态有着较为系统详尽的解读；FBI也有众所周知的“识人术”，其中亦总结了不少通过对一个人的走姿甚至微表情，来辨别此人性格特征的经验等等。

回到中医，我们找找理论依据。

一个人走路时，全身经脉都随着身体起伏而运动，而这种运动展现出来的状态，会因行走中身体发力点的不同、重心位置的不同、各个部位协调性的不同、各条经络通畅度的不同、甚至气血充盈状态的不同、行为习惯的不同等，有若干的可能性。因此，每个人的走姿都是不同的，甚至每个人在不同的时间点、不同的心情下，走姿也很难相同。但总体而言，一个人在某个阶段或某种情境下会有一个相对稳定的习惯或者模式。这种习惯或者模式会对身体的经脉状况、对相应的脏腑、脏腑功能产生影响，而经脉状况、脏腑功能跟情绪又有很强的相关性，所以走姿与情绪之间的关系是可以总结出来的，本书后面会有专篇分享。这便是我们可以通过走姿对一个人的性格特征进行预判的基本原理。

另外，通过生活阅历也可以总结出一套走姿识人的规律，这种方式会随着积累和印证次数的增加而不断提升精准度。比如，我们经常可以通过一个背影便判断出前面走的是某个人。这便是基于对这个人走姿了解的积累，在今后看见类似走姿的人就可以对比一下他的性格特点，并积累经验；用以构建自己的识人体系。

从古至今，有不少这样的实例。要说对此运用得出神入化的人，不得不提到晚清名臣曾国藩。

曾国藩：三千步内惊天识人术

晚清名臣曾国藩颇通用人之道，曾提拔了左宗棠、李鸿章等名臣。某次，李鸿章带三个人请曾国藩任命差遣。当时曾国藩刚吃饱饭正在散步。他有饭后缓行三千步的习惯，所以三个人就在一旁恭候。散步之后，李鸿章请他接见三人，曾国藩却说不必了。李鸿章很惊讶。曾国藩说道：“在散步时，三个人我都看过了。第一个低头不敢仰视，是忠厚人，可以给他保守的工作；第二个喜欢作假，在人面前很恭敬，等我一转身，便左顾右盼，将来必定阳奉阴违，不能任用；第三个人双目注视，始终挺立不动，他的功名，将不在你我之下，可委以重任。”后来三人的发展，果然不出曾国藩所料，第三人就是建设台湾有功的刘铭传。

缓行三千步，不过一小时的光景。就这一小时的光景，决定了三个人的命运。有人也许说，曾国藩做得也太绝对了吧。其实，一个人的品性，是可以在很短的时间内从他细微的形态动作中看出来的。曾国藩的高明就在于，他在缓步行走的过程中，不动声色地仔细观察了三个人。这是一场未曾事先通知的考试。因此，三个人的表现也都基于本性。

走姿作为一个人最为直观、最不刻意的行为展现，很容易流露出真实的状态。一个人怎么走，决定了他有怎样的行为模式、怎样的思维模式、怎样的格局、怎样的命运、怎样的人生。

2. 行走意志力训练：调整走姿能够影响行走者气质

智慧行走作为打破惯性思维的利器，前提条件是一定时间的连续坚持行走。如何能够做到连续坚持呢，需要时刻进行行走意志力的训练。

意志力是可以训练的，犹如走姿是可以有意识地调整一样。当我们了解了一项任务、一件事情有多么重要、多么有意义的时候，才能有毅力坚持。所以，除了我们清晰地了解智慧行走的具体方法之外，一方面我们需要明确行走计划并做好行走日记；另一方面，我们需要确认走姿是可以有意识调整的，调整走姿能够影响行走者身体状态、行为习惯、思维模式以及气质。

前面，我说到走姿是可以被感知、可以被观察的。通过了解一个人的走姿，便可以推断出他的很多信息，不仅有身体状况还有行为习惯与思维方式，从健康到性格甚至命运。如果这个路径是成立的，那我们了解了其中的原理，是否就可以通过调整行走的方式，有意识地改变走姿，从而调整自己的健康、性格乃至命运呢？

当然可以！

首先，调整走姿，可以调整身体的健康状况。不论器官本身的器质性健康，还是气血流畅类的气质型健康，都可以通过调整走姿、调整行走时间、调整行走时长、调整行走地点等来达到调整效果的，具体我们会在后面进行详解。

其次，调整走姿，可以调整情绪状态，改变一个人的精神面貌，唤回生命原本的活力。这种活力，又可以激发自身的疗愈体系，干扰并影响身体器官与气血状态，从而从身心两个方面调整人的健康与情绪状态。

再次，调整走姿，必然唤起这个人时刻观察自己、管理自己的意识。一个人对自己能够有效管理并予以坚持，其很多行为习惯也可以发生改变。这将是一个由量变到质变的飞跃！等发现变化，回头看时才知道，自己调整的已经不仅是走姿了。

还有，当我们调整了走姿，精神状态发生了实质性变化，周遭的朋友甚至陌生人都会因为我们的改变而发生改变，他们会用实际行动回应我们的改变。从他们的行动中，我们可以感觉到自己经过调整是更被他人认可接受了、还是更被他人排斥讨厌了。

而这，就是常说的吸引力法则。对于一个飒爽英姿的人，别人看见他行走的气势便会对其有所尊重，也会不自觉地以一种平等甚至仰慕的方式与其交流。这个人收获的便是可以支撑其更加雷厉风行的自信与动力。反之亦然。于是，这些反馈与回应，会让我们的调整过程呈几何级增效。

3．行走基本功训练：如何做到实正松柔

准备姿势训练：养成觉察走姿的习惯

要保持良好的走路姿势，准备姿势很重要。准备式的训练需要采

取站立姿势，将注意力集中到自己的身体，从脚底开始逐步向上，对每个部位的具体细节进行觉察。具体步骤为：觉察将脚部着力点从脚跟逐步前移至脚心、脚掌直至脚尖的感受；然后觉察双腿的受力均匀度、双腿的平衡度；再继续向上，腰胯的水平调整与放松度；继续向上，腰腹的松与柔、肩背的平衡与中正、头颈面的中正与放松、双臂的松与柔，等等。

原地踏步慢走：训练重心交换过程中腰腹的稳定

站直，放松头颈，头顶自然向上挺拔，整个身体呈一条直线。髋关节发力，抬起臀部，带动大腿提高，尽可能使它与地面平行。大腿带动小腿，小腿带动脚面，呈放松状态。手臂放松自然伸直，以舒适不紧绷不僵持为好，尽量前后大幅度摆动起来。行走时不追求速度，但要注意尽量保持在一个频率上。

注意体会身体左右两侧在重心交换过程中的不同感受。注意体会在重心交换过程中肩颈的稳定性、腰腹的稳定性。注意过程中腰腹是不主动参与发力的，只需要保持自然地稳定骨盆和腰椎就可以了。

原地踏步盲走：训练重心交换过程中身体的中正

具体动作要领同上。只是在过程中闭上双眼，选择的场地要求在一定范围内比较安全。训练原理在于，身体在行走中的协调性与方向感，主要有两条保障实现路径：一个是眼睛，眼睛会在行走的过程中帮助身体寻找参照物，并促进身体进行动作微调，以帮助提高身体的协调性与方向感；另一个就是身体自身的协调性。当我们闭上双眼便失去了其中一条非常重要且顺手的途径，另一个途径才能被迫开启并应用开发，身体自身的协调性方有可能不断提升。当然，开始时会有一个适应过程。

最初，闭眼盲走会让我们头晕，不知道方向，严重的还会有一种走着走着甚至要摔倒的感觉。所以，需要在一个相对安全的环境，最好能有人在旁边保护提醒。年龄较大的人以及有高血压、眩晕症等头部疾病的患者，切记不能用这种方式进行训练。坚持一段时间后，我们便能慢慢体会到身体的不协调所在，有利于我们找到关键点，并针对关键点进行专项训练。

同手同脚行走：训练行走中的身心专注力

站直，放松头颈，头顶自然向上挺拔，整个身体呈一条直线。行走时，在抬起左腿的时候，同时向前甩出左臂。抬起右腿的时候，同时向前甩出右臂。这种走法，也叫顺拐走，一般刚刚学习走路的孩子以及在新兵训练等比较正式、氛围比较紧张的场合下会发生。

这种训练方法有很多有益的功效。首先这样的行走方式会比正常步行的方式更费力气，尤其是大腿和大臂；其次，这样的行走方式会要求我们非常专注于自己的身体与行走过程，否则一走神儿便会转换成日常惯用的行走方式；再次，这样的行走方式会让我们很开心，会不由自主地想到小时候学走路的样子，或者被自己的不协调逗笑等。总之会是一个比较轻松开心的体验过程。

倒退式行走：训练行走中腰臀的放松度

站直，放松头颈，头顶自然向上挺拔，整个身体呈一条直线。倒走时，眼睛向前平视，双手在身体两侧自然摆动，左脚开始，左大腿尽量向后抬，然后向后迈出，身体重心后移，以左前脚掌着地，随后全脚着地，将重心移至左脚。再换右脚。左右脚轮流进行。

倒走时要注意把握重心，保持平衡。开始练习的时候，一定要慢慢体会。倒走时，腰臀非常重要，是腿脚的发动机，是身体上下部分的协调统筹点。通过腰来确保倒走的平衡与协调。因此，倒走对于训练腰臀力量、放松腰臀都有很好效果。同时，倒走对于腰椎间盘突出等疾病有一定的缓解疗效。

此外，出于安全考虑，建议选择平坦、无障碍物的场地，比如公园草坪、小区步道或者宽敞的室内等地方进行练习。

滚动脚面练习：训练脚部着力点从脚跟缓缓移至脚尖的柔顺

这个练习比较容易进行。行走中、站立时，甚至在地铁、公交车、会议室等场合都可以进行，从脚跟先着地到最后脚尖用力蹬结束为一个训练单元。即迈出去的脚由脚跟先着地，然后通过足弓滚到脚趾，最后由大脚趾用力踮起脚尖送出我们的下一步。

很多人踮脚时喜欢用前脚掌而不是用脚趾，这就会使大腿前侧受力。用大脚趾发力时我们可以感受到屁股发力的感觉，同时还能让很多人平时用不到的大腿内侧肌肉参与发力。可以光脚在地面上试试这个落地过程。抬起脚，从脚跟通过足弓到大脚趾落下，有没有感觉到腿在由外到内的旋转?

印象中，南师也对行走时脚部着地的状态十分重视，记得有人向他请教走路方法的时候，南师说：“最好的方法就是抬腿时像老虎那么有力，落地时像狸猫那么轻柔，落地时意念中要让脚尖紧紧抓地。快走的时候，全身要放松，双手要自然甩动，甚至可以甩到与肩平，很自然的，你会越走越快，血脉越畅，经络越通，最后就会感觉到好像御风而行，要飞起来了。”

——《南怀瑾最后的一百天》

Week5 松

在保持全身中正的同时，要注意全身各个部位的放松，做到松而不懈。在行走的过程中，除了肩关节、髋关节两个部位主动发力之外，其他部位均在放松状态随势而动。即使是肩关节、髋关节两个发力点，也只是在刚刚行走前的几分钟里主动发力。当身体运动起来、全身气血调动运行起来之后，便是意随气动，身心放松地自发行走。不刻意发力干扰身体和谐、亦不刻意克制影响发力点带动其他部位的全方位运动。仅仅是放松自然地随势而动。也正因为如此，我们才强调走路的时间每次不少于 40 分钟。因为只有一定时间长度的行走之后，身体的气血才能真正地全面运行起来。

这周我们开始训练智慧行走中的松。

Day1. 保持肩颈放松，不带偏见地观察事物方能客观全面透彻

1. 怎样放松

很多人不知道什么是放松。记得之前学习体会放松时，最为真切

的感受是当全身紧张骤然放松的那个瞬间感受。也想起之前有看过一段文字，意思是说，我们享受运动，是因为运动结束戛然而止的那一瞬间全身放松的状态，能给我们身心带来类似于愉悦的效果。

这里介绍一个方法，要学会放松，可以从学会觉察自己的身体开始。

比如，晚上睡前平躺在床上，先是觉察呼吸，包括呼吸的长短、深浅与频率，并体会不同长短、深浅、频率的呼吸状态与情绪状态的关系对应。一般而言长、深而慢的呼吸状态容易让人安宁愉悦，也有利于帮助人全身放松，但如果身体不支撑会觉得很辛苦，似乎有种喘不上气的感受；短、浅而快的呼吸状态容易让人焦虑烦躁。

当呼吸觉察练习的比较顺畅之后，还可以练习觉察体内的血液输送路径。可以从心脏开始，听自己的心跳，然后随着心脏跳动的频率感受血液流动的声音与路径，再慢慢体会血液沿着血管流向双臂、双手、双腿、双脚的状态。当安静下来用心体会身体每个部位的时候，相应部位便会随着关注与觉察的来临适当放松，直至接近全身放松的状态。

还可以在站立或者运动中冥想。比如站桩，双脚平行分开与肩宽，膝盖微弯，脚掌完全着地，脊柱拉直，头上顶，收下巴，双手抬起与肩平，置于身体前侧呈怀抱大树状，坚持 15–40 分钟后，缓缓放下手臂。一定注意是缓缓放下，否则容易伤到手臂肌肉，觉察气血沿双臂流至双手的感受，体会同时而至的双臂放松。

2. 肩颈放松的前提条件是头颈肩居中

保持头颈脊柱放松。站直站好：脊柱拉直，沉肩坠肘，头顶往上顶，下巴往回收，仿佛能挤出双下巴。其前提条件是头颈肩居中。头颈居中，颈椎才能与脊柱保持在一条直线上，任督二脉才能得以舒展畅通。

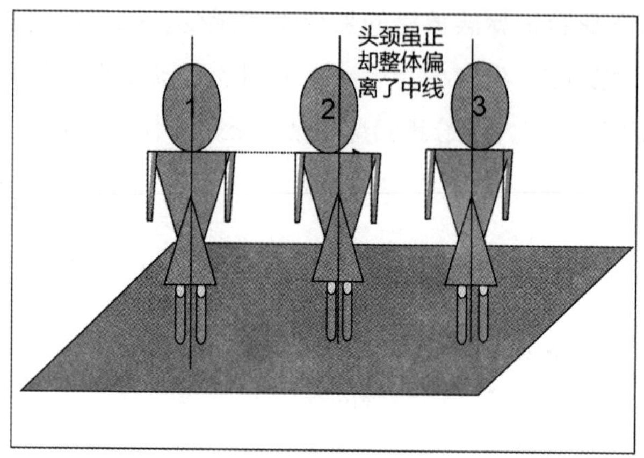

图 5-1　头颈的“中”

头颈的“中”，强调的是头颈与身体中线的关系，与强调头部自身倾斜状态的“正”不同。生活中头颈不正多指头部偏左或偏右侧，而不“中”的情况主要有头颈中线在身体整体中线偏前方、偏后方、偏左方、偏右方四种甚至更多。如图 5-1。

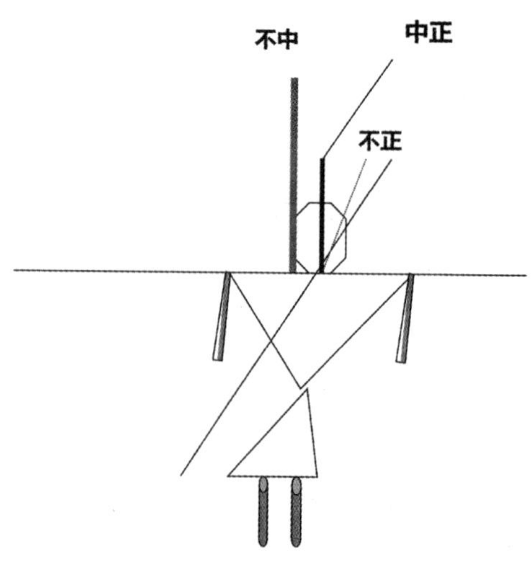

图 5-2　头颈的“不中”“中正”与“不正”

如图 5-2 所示，头颈的位置有“不中”“中正”与“不正”之区分。前一篇我们提到，正与不正对于全身气血能量分布的影响，与头颈不正导致头颈部肌肉群压迫以及紧张从而引起供血功能不畅不同，头颈“不中”将直接导致头颈部气血中枢与位于身体中线的气血中枢完全错位，造成气血功能影响程度较“不正”的影响更为严重。形象一点说，一个是管道弯曲导致的影响，另一个则是管道错位导致的影响。生活中常见的脑动脉血管痉挛的患者中，有很大一部分是因头颈“不中”引起的，而这也将严重阻碍头颈的放松度。

生活中，头颈“不中”的最佳示范就是新疆姑娘跳舞扭动脖子那个经典动作，相信大家都有印象。舞者在舞动脖子的时候，头颈一直是正的，但却在一个以颈椎骨为横截面的平面上前后左右地转动脖子，且幅度十分大。这个动作对于脖子的灵活性与柔韧度的挑战较大，因为动作协调，所以看起来也优美。这是舞台美化的夸大效应。如果将这组动作在生活中经常模仿，对于模仿者而言，便不再是一件“优美”的事情了。这组动作在生活中最常见的情形是头颈向前伸，仿佛总在够什么东西一样，把头探出去，但又不是低头，这样的动作保持久了，对颈椎的压力非常大，对头部的供血系统也有很大影响，将严重阻碍头颈部气血流动状态。此外喜欢做这个动作的人，往往有做事情十分认真、执着、暗自较劲、必争第一的特点，如果做不到，又会怅然若失、郁郁寡欢、愁眉不展甚至产生一系列坏情绪。这种特质与身体气血能量流动和分布状态都有关系。

3. 放松肩颈，时刻让肩颈负压记忆归零，不带主观色彩地观察一切事物

人在刚刚出生的时候，对事物是没有太多区分的，直到经历一些特别事件后，才会对自己和外在事物有了区分。比如，我就是在一次被水壶烫过之后才有了关于“我”的意识。

之后，一个人随着不断经历生活中的点滴，不断对各种事物贴上自己的标签，让自己在下一次见到同样或者类似事物时能第一时间以最小成本认知它并能够处理应对它。于是，慢慢地，我们的认知世界里有了很多的原则、框框、模式和线路图，当看见一件之前经历过或者接触过的事物、事件时，大脑便会在第一时间将这些原则、框框、模式、线路图带入并得出结论，同时对身体做出指令予以应对，这便构成我们的习惯与性格。

一方面，我们从这些习惯与模式中获益，当习惯成为一种潜移默化的能力、成为我们身体的一部分，比如我们长期形成的行走姿势，让我们的大脑可以不用花费精力去指挥这部分习惯性动作或任务的执行，可以在需要的时候直接启动行走模式，而且因为这个任务对于行走者而言已经十分熟悉，不需要思考，所以在走的时候我们可以一心几用，思考人生、跟朋友聊天、翻看手机、欣赏音乐，这些都不耽误，因为行走不需要占用我们的意识。

另一方面，我们也会被这些习惯与模式束缚，因为已经习惯所以很难改变，这种习惯会让我们陷入一种固定模式却不自知。就像开篇我们请大家回忆自己走姿的时候，大多数朋友都会对自己的走姿有着非常清晰但却几乎完全脱离实际的判断。而对自己走姿有了清晰认知、试图进行调整的时候，又会发现这走姿的习惯已经深深烙印在身体、骨骼、肌肉、韧带甚至气血能量分布中，不能一下子调整妥当了，调整改变的时候会突然有种不会走路、手脚不协调等不适感。这些阻力与不适，也同样源于我们既定的习惯与模式。所以才有“失去的时候才知道你曾经拥有”的名言。习惯也是一样，当你去打破它的时候才会知道它的存。

我们每天会用双眼看世界、用面部表情折射心情，会用大脑发出指令、用大脑思考人生。这些微运动做得多了，也会让我们的头颈肩留下记忆，并导致位置发生些变化。比如我们每天观察事物的时候，肩颈难免会随着目标的调整、任务的要求、压力的大小而时刻处于紧张状态，为了看得更加清晰、更能满足求知欲与好奇心，我们往往会探出头去一探究竟。这种求知欲与好奇心会吸引我们的视线、并会在观察的过程中寻找目标对象散发出来的与我们之前形成的标签、模式、原则相契合或背离的点，只要找到这些点，我们就可以迅速将这个目标事物进行归类，放在对应的标签、模式、框框中或者反向，然后用最快的时间与效率完成这个求知欲与好奇心产生的任务。

这种归集方式很便捷、很高效，但同时也有局限性。我们用非此即彼的方式进行判断，用归集的方式与原有认知体系进行归类，却忽视了对这个目标对象原本真实状态的了解与认知，在高效判断的同时放弃了其他可能性，让自己之前所有的知识成为认知眼前这个目标对象的束缚。

所以，观察事物的时候，调整肩颈回归初始的放松状态，去除头脑中原有的标签与模式，客观全面地以新的视角观察，才能发现事物的本质，才能不断打开心扉认知和接纳新事物。

Day2. 保持两肋放松，一呼一吸间对诸事皆可拿起放下，方能包容自在

1. 两肋间的腹部是一个功能强大的所在

腹部是一个功能强大的部位，那么它有哪些功能、又经常遭受什么经历呢？

还记得我们小时候，一受凉就会肚子痛，那时候最享受的就是妈

妈用她热乎乎的大手在我们的肚子上揉一揉摸一摸，有奇效，能迅速缓解疼痛。

长大后，知道臭美了，尤其是女孩子，最在意自己的肚子是不是有肉，男孩子也会担心自己的肚子有游泳圈，开始琢磨如何减肥，于是开始尝试各种健身、锻炼、节食，以自己的肚子有肉无肉作为衡量身材合适与否的唯一标准。

成家立业后，有心爱和牵挂的人了，就一心想要填满对方的肚子，于是惦记每天做什么吃什么，怎么让另一半吃好、怎么让大家开心，想得自己满肚子都是问题。

有一天，女人有了孩子，肚子更重要了，走哪里都担心着肚子，这肚子里孕育着下一代啊，开始在意自己的吃穿住行，因为肚子里面住着未来，而且更重要的是自己的肚子通过那条脐带连接着宝贝的肚子。

总之，腹部对于每个人来讲，都有着深刻的记忆，不仅仅因为有最初的母体记忆，而且腹部也是消化五谷为身体提供能量的重要功能区，亦是我们所有情绪产生与储存的记忆库。有句话说，人体有三个大脑，一个在脑、一个在心，一个在腹。

2. 两肋习惯性紧张将会导致腹部紧张甚至腹部赘肉的形成

行走中人们通常会因为用力方式不正确，或者因为一些负面情绪记忆积累、一些习惯性的身体记忆甚至是一些不正确的运动方式等，导致两肋习惯性紧张、腹部习惯性紧张。比如前些年我酷爱健身，请了一名私人教练每天中午带我训练，半年下来，健身成果极为显著，脂肪比、肌肉含量等各项指标都发生明显变化，甚至练出了六块腹肌，整个人活力四射，但我发现身体素质并没有变好，依旧怕冷，依旧没胃口，直到有一天一个精通中医与经络的美女姐姐忍不住告诉我，“你那六块腹肌在我看来，就是腹部肌肉坏死”。我顿时无语，然后大脑迅速旋转，最后得出一个结论，“她是对的”。

每天中午，正是该休养生息的时候我又跑又跳折腾出一身汗，加上之前身体的旧有记忆并没有清理得当，气血支撑不够，然后用高强度的爆发力训练将本已无力的肌肉组织强行凝结成所谓的腹部肌肉，导致自己的身体每天处于紧张状态，进一步影响气血能量流动……明白这个道理之后，我又用了两年的时间，一边养，一边走，一边揉肚子，直到十天前，终于把肚子里所有的瘀滞点都揉散开了，胃口也好了，整个人珠圆玉润多了，但并不胖，即便到了以胖为美的唐朝，也还达不到美人的标准。

言归正传，因为腹部在全身起到承上启下的中枢作用，腹部有连接全身上下的肾经、大肠经、脾经、胃经、肝经五条经络通过，所以当腹部长期处于紧张状态时，会严重影响人体气血流动。同时，两肋和腹部紧张，还会导致上半身的脏腑比较紧张，长此以往，最典型的后果便是腹部的脂肪无法分解，腹部出现赘肉、肥胖、游泳圈，然后引发女性的妇科病、手脚冰凉、头晕目眩等。

基于以上原因，对于两肋和腹部紧张的人，要想减肥，光靠锻炼是不行的，最简便快捷低成本高效率的方法就是智慧行走，通过行走打破自己的身体记忆，重构行走模式，在行走的过程中把腹部放松、臀部放松，然后通过坚持行走和时刻矫正，逐步放松腹部和脏腑。平时还可以通过揉肚子做放松运动的方式进行辅助，让腹部以及带脉这一圈真正放松，让这部分的气血能量充分循环起来，脂肪能够及时代谢，自然就会瘦下来。

总之呢，减肥这件事情有很多方法，不过有些情形通过其他方法都不行的时候，建议你试试调整走姿的方法。行走本来就是上天赋予人类的最简单最宝贵调整身心、疗愈身心的方法，但现在的人都讲究高大上、讲究情调，都在外求，反而把这本能给搁置忽略了。在行走过程中放松腹部，保持全身上下气血传输通道的畅通，恢复、激活身体自身对脂肪、赘肉的化解能力，自然不容易长胖。

3．于一呼一吸间包容万物

下面跟我一起体会一下如何放松腹部。

选择站姿或者坐姿都可以。放松全身，双脚平行打开，膝盖内扣，双手轻轻地叠放在腹部。然后安静下来，调整呼吸，如果可以的话，跟我一起体会一下腹式呼吸。吸气，感受新鲜空气从鼻腔深深吸进腹部，腹部鼓起；呼气，感受体内的气体沿腹部向上从鼻腔全部呼出，腹部放空。体会腹部一起一伏之间腹腔内脏腑的状态。有人会听到腹腔内发出咕咕的声响，不用在意，是气血流动的反应。有人可能会发现自己没办法把空气深深地吸到腹部，或者这样的呼吸会让自己感觉很辛苦，没关系，无论呈现出怎样的情形，请保持安静放松的状态，继续用你能够做到的程度进行腹式呼吸。建议您每天晚上睡前躺在床上进行 10 分钟的腹式呼吸训练，可以有效地缓解您的腹部紧张，对睡眠也会有间接帮助。

将这种两肋放松、于一呼一吸间包容万物的心态，应用于生活中处理应对其他事情上，比如教育孩子，我们也将获得超值反馈。举个例子，同样是对待孩子打破饭碗这件事，不同家庭对孩子的包容度不同，在孩子身上便会有两种截然不同的结果导向呈现。

小强的妈妈认为男孩子做事情要认真谨慎，不能犯错，犯错就要挨打，所以小强对于自己犯错的结果十分恐惧；小欢的妈妈则认为男孩子做事情要有担当，妈妈认为犯错不可怕，只要有担当并且要在错误中总结教训，这样即使犯了错也是英雄，否则即使不犯错也是懦夫。两位妈妈对于犯错的包容心态，对两个孩子同样打碎碗的行为产生了两种导向性结果，小强打碎碗之后的心理状态是恐惧，采取躲、逃、怕、不承认等方式试图摆脱结果与自己责任的联系；而小欢则把这次错误当成了检验自己的一个机遇，勇敢地直面问题，主动认错并找到了今后避免再次打破碗的方法和经验。

如果两个孩子的两种应对方式被两位妈妈看见之后，小强因为死不承认从而错上加错，必定遭到一顿更严重的惩罚，今后对犯错自然更加恐惧，对待犯错结果的应对模式将更为极端；而小欢因为勇于担当得到妈妈的肯定，更加阳光自信，今后对待犯错结果的应对模式将更为积极主动阳光。

这就是两种不同的包容心态对于同一件事的不同处理结果。此处举的例子比较典型，在现实生活中，不同心态对于事件的不同应对处理方式，只看结果似乎没有对错，但如果对应不同的目标导向便有了适合与不适合的区别了。比如从长期发展来看，容错的教育理念似乎对孩子的教育更有利些。

所以，对诸事皆可拿起放下方能包容自在。

Day3. 保持腰胯放松，于身心协调之际实现人与事的和谐与匹配

1. 腰胯习惯性紧张容易走出“熊”相

腰胯放松的重要意义我深有感触，因为有一段时间我突然意识到自己走路竟然像熊一样，而症结所在便是腰胯不放松。为了这个，我专门训练了几个星期，才有了一些松柔的状态。给大家翻看一篇我在2016 年 4 月 19 日写下的行走日记。

今天收获：如题，像熊一样走路！其实像熊一样走路也没什么，熊也挺可爱的不是？但悲催的是，像熊一样走了三十多年，我竟然今天才知道。自己一直在像熊一样行走，真不知道，还有多少事情是我

一直做却都不知道、无意识的！

今早有点时间去幸福广场走走。走着走着，突然发现自己一直是用腰带动大腿、大腿带动小腿走。这种走路方式是挺费力气，想想，这腰扭来扭去的，多累啊！而且走得越多、越久，估计这两条大腿和臀部都会被甩得越宽大越松弛吧。不知为啥，我一下子想到了黑熊的背影，好笨重的样子！啊呜，好恐怖！难怪我的身材这样，一直以为是职业原因坐得太久，估计这跟我走路的姿势息息相关了。

回想《走之道》书中教的走路方法，我试着慢慢感受走路的姿势，用不同的方式、体会不同部位发力，带动不同的关节不同的肌肉群运动。尽管试的过程中，不太协调，但走起来很有趣，突然发现，自己走了三十多年的路，竟然从来没如此用心过。

试了几种方式之后，我选择用大腿发力、抬高大腿带动小腿的方式走。这种姿势让我觉得腰部可以尽可能地放松，同时臀部也会自然用力，腹部会自然放松。我自认为这样走可以帮我提臀瘦腿(哈哈，得意中)。走着走着，我不由想起了升国旗的军人，似乎他们就是这样走的，飒爽英姿，一身正气，很干练的样子。

走了半个小时，尽管还是不太协调，但一直保持这样的念头观察自己走路的样子，体会每个动作调动不同部位、不同关节、不同肌肉群，越走越开心。回办公室的路上，我抬头看见急急忙忙地走在上班路上的人，千姿百态。我再次把思绪拉回自己身上，不想像熊一样拖着走了。

2. 让人与事相协调是解决一切问题的钥匙

腰胯放松是身体上下在行走中协调的重要保障，而协调是让身体在各个部位统一协同下成功行走的前提。如同我们在日常生活中遇到问题、处理问题。

有句话说得好，世上就没有解决不了的问题，如果有，则不是人没对就是事没对。再深究一下，人没对可能是情感沟通的问题，事没对则往往是方法技术的不对了。

再举个例子，我让女儿放下手机的经历。相信很多妈妈都有这个困惑，如何让整天刷手机的孩子回到现实世界。我也不例外，曾经有一段时间，这个问题也是我和女儿相处的一个坎儿。不过现在好了，分享一下我的妙招吧。让人和事协调。

记得那是六年级毕业的暑假，没啥作业，女儿迷上了手机。我在旁边看着着急，变着花样给她找事情做。参加夏令营、托管班、让她洗碗扫地做家务，但也不知道是我太在意还是怎么，每次看见她的时候，似乎她都在做一件事——目不转睛地盯着屏幕。崩溃！

于是，我就每天念叨。她也每天嘟着嘴巴软软地反抗。直到一天早上她先爆发，煎鸡蛋的时候把铲子一扔，就坐在沙发上做深呼吸去了。看她那样子，我也怒气冲冲，恨不得把铲子和锅一起扔了。吵架解决不了问题，日子总是要过的。于是，我一边淡然地继续煎着锅里的鸡蛋，一边思考这件事情的关键症结。她爆发，是因为有情绪，情绪的来源应该是来自我的唠叨给她带去的干扰，或者某种层面而言，是一种不尊重吧；再继续挖挖。换个角度，于女儿而言，不看电视，不看手机，还有其他可以做的事情没有，应该是有的，但至少她现在似乎不知道。而我，似乎也没有陪着她一起去找、去体验抑或去做。只是知道“这样不行、那样不准”的唠叨，换成谁都会烦躁，何况她还是个孩子。

发现问题的根源在事上，她需要的是我的有效陪伴，需要的是她真正能够感兴趣有热情的度假方式，于是我拉上她，开始策划念叨许久的丽江古镇之旅。接下来，我们又可以一起愉快地相处了。

Day4. 保持双腿放松，在行走中学会与身体深度交流

1. 双腿放松，让腿部气血有效流动起来

行走中，保持大腿和臀部放松，不主动用力收紧，尤其腘窝处微微放松，千万不要紧紧绷直。大腿臀部放松的感觉，就像里面有一些液体随时保持可以流动的状态一样。这样可以让行走过程变得轻松和愉悦。

看看身边的人，越来越重视身体健康了。每天早中晚，在公园、小区都能看见些许人散步。有独自一人默默快走的，有三五成群甩臂大步走的，也有与亲密爱人携手并进悠闲散步的。这种现象在前些年是很少见的。那时候人们把走路视为一种实现位移的基本方法，还是迫不得已的一种方法。如果有可以代步的工具，比如自行车、小轿车等，但凡可以且能够承受，都不会选择走路。但人们渐渐发现，享受这些代步工具方便快捷的同时，慢慢地也弱化了自己行走的能力，肚子越来越大，腿越来越粗，血脂血糖血压越来越高，于是开始用走路的方式锻炼了。但这跟智慧行走还是不同，最根本的差别便是那份觉察与放松。

给大家展示一下我在一天中的早中晚看见的一个广场上的三种行走场面。

早上，幸福广场。我看见熙熙攘攘上班的路人急急忙忙赶路的样子。不时会看见有人一手拿着一杯豆浆、咖啡或者酸奶，一手拿着一个面包或者其他点心，胳膊夹着或者肩膀上背着一个公文包。一脸的焦虑，从头到脚都散发着“我要迟到”的被迫与无奈。我不禁想问，人们是怎么了？

中午，幸福广场。我看见熙熙攘攘下班的人，三五成群，悠闲地散着步。偶尔会碰到有人手里拿着一个水果(应该是公司福利，午间水果)，彼此亲热地交谈着昨晚的艳遇、今早的见闻、东家长、西家短，全然不见早上的匆忙、脸上的焦虑，远远都能感受到那散见于嬉笑之间的轻松惬意。看着这些人，我不禁想问，这些人是早上看见的那些人吗?

傍晚下班后，幸福广场。我依旧看见熙熙攘攘下班的人，又呈现早上的样子，急急忙忙地赶路。只是手上没了吃的，包还在，脸上的焦虑又回来了，不过又增加了一缕疲惫，从头到脚都散发着“快点回家煮饭洗衣带孩子”的焦急。

都是这些人，无非是上班、午休、下班，为啥他们的表情会有这么大的不同?大概是跟心情有关吧。那心情又跟啥有关呢?这些人把心情的主宰权都交给谁了呢?

2. 双腿放松，享受行走中跟身体交流的时光

智慧行走，强调的便是在行走中有觉察地跟身体保持一份交流，用心体会行走中身体的语言。当双腿放松的时候，更容易让行走者排除行走中带来的体重压力，缓解一天的疲倦，尤其双腿有膀胱经肾经肝经脾经胃经胆经通道，在放松的状态下可以有效地帮助我们释放身心的压力。

既然如此，我们每次行走的时间持续多久才能更好地达到深度放松的状态，取得较好的身心疗愈效果呢?

研究显示，任何一项运动，至少要在坚持运动 40 分钟以上方显成效。智慧行走也不例外，建议至少每次走路在 40 分钟以上。其中，开始的 20 分钟里，是体内气血活跃、器官机能调动的时间。20 分钟的充分运动后，体内气血方能充分活跃起来，身体各个器官的机能方能充分调动并进入相对和谐的配合状态，此时方能构建起“身心协调一起走”的基础。

20分钟后，才能在行走过程中觉察自己走的方式，躯干、四肢以及各个器官在行走中显现出来的特质；气血、经络在行走中的活跃度与走向、通畅度，并对这些信息和状态中的某一项进行跟踪性观察。这种跟踪性观察建议持续至少20分钟，以达到自我认知、自我诊断的效果。

40分钟后，如果行走者觉得累了或者其他原因，可以选择停下。这时建议按照静养的方法进行能量收藏，让行走中身体产生的热量静静滋养体内脏腑，之后亦可细细体会前面40分钟“身心协调一起走”的过程中，身心的感受与体悟。具体静养方法为：坐在凳面的前三分之一，或者双腿分开与肩同宽站立，身体保持中正，使百会穴与会阴处于一条直线上，保持松而不懈的状态。双眼微闭，感受行走中产生的热气在体内自行运转、最终回到小腹。感受到小腹会越来越温暖舒适。5–10分钟后，汗水热气微收，便可将双手搓热，擦面、搓耳朵、搓大椎穴，空掌拍头、握拳捶胸，空掌拍打两肋及双腿两侧肝胆经，最后在伸直双臂向上延展，用力拉伸。

如果行走40分钟后，还可以继续坚持，便可以继续行走，并在过程中有意识地加入一些规范性疗愈动作，进入自我疗愈程序。其实，真正有疗愈功效的时间，是从这40分钟后开始的，经过前面40分钟的身体活动与各个部位的协调配合，全身基本达到了一个相对协调的状态，各个器官、脏腑与全身的细胞组织都充满着活力，这时候加入一些疗愈动作的引导，可以几何级地增加疗愈效果。

3. 找到跟自己身体沟通的便捷途径，激发自身活力

智慧行走中放松双腿，保持心的觉察，通过用心体会全身骨骼与肌肉组织参与行走中的状态，实现身心协调一起走，并通过身体的感受与反应找出自己过去的经验与记忆中留下的情绪印记。再在行走中，通过安抚、调整、优化的方式，通过身体与心念的调整，释放之前积压的情绪与印记，缓解情绪对身体的影响，同时，激发人体的自我疗愈体系，从而改变身心状态。

具体有这样四个步骤：

先是用心觉察，引领心神回到身体。将注意力聚焦于身体，让我们平时一刻也不停歇的想法慢下来，把这些想法从外在的人与事儿上收回来。不再懊悔昨天自己做错了什么，不再懊悔去年自己错过了什么，不再空想如果我怎样就会怎样，不再惦记明天仓里的股票会涨会跌，把这些不切实际的想法通通放下，让注意力简单地回归于身体。

然后陪心温存，陪伴心神觉察身体。陪着我们的心念或者说是意识看着我们的身体，觉察身体，倾听身体以及内心通过身体与我们的交流：哪里痛，哪里酸，哪里胀，哪里不适，或者什么感受也没有都没关系，只是觉察我们的身体，犹如我们平常凝心聚气地倾听上司给我们安排任务、老师给我们布置作业一般，带着那份恭敬与耐心，如是般倾听就好。在行走的过程中，陪伴心神觉察身体。

再然后调心静气，调整心神安抚身体。在觉察到身体、听到身体与我们交流之后，细心接收身体反馈的每条信息，酸痛也好、胀痛也罢，把这些不适看成是自己遭受了委屈的小女儿哭着跟自己诉说她的委屈。调心静气，轻轻拥抱并温柔地安抚就好。她哭着说着，在你的拥抱与安抚下，慢慢便会把心中的委屈释放，灿烂的笑容会再次回到她的脸上。我们只要耐心温柔地安抚她就好。

最后从察觉入手，激发内心的自在与活力。随着我们不断地陪着身心协调一起走、不断地觉察身体，觉察着身体各个部位之间的协调，觉察着体内能量的流动，觉察着内心的表达与记忆，觉察着身与心之间的沟通，觉察着随着行走过程中动作的调整带来的身体调整，觉察身体调整带来的自己可以听见的心的脚步，觉察从听见的心的脚步到了解情绪的记忆，觉察从了解情绪的记忆到看到情绪的释放，觉察从看到情绪的释放到激活身体的协调，觉察从身体的协调到养成新的行为习惯，觉察从养成新的行为习惯到形成新的思维方式，觉察从形成新的思维方式到改变自己的行为轨迹，觉察从改变自己的行为轨迹到身边的一切都在慢慢发生着变化……

当我们在这个过程中不断觉察着，才会体验到其中的真实，于是真正发自内心地开心，自在与活力才会真正萌发、绽放。

Day5. 保持双脚放松，于觉察间找回儿时迈出第一步的喜悦与无畏

1. 双脚虽承力但亦需要放松，尤其是脚腕脚踝脚掌脚趾之间

很多人都不容易感觉到这种脚部放松的状态。尤其在行走中，双脚就是承载全身重量的基石。如何让脚部在既保持受力的同时又保持一种放松的状态，这中间有些微妙。

首先注意脚部的发力方式。我们在智慧行走的过程中双脚的发力是受到腿部的牵引，是在双腿的带动下自然地提起放下。切记，不是脚部直接发力蹬出去，除非为了特定的治愈疗效。

其次，如果我们留心观察，不难发现每个孩子的脚都非常完美、漂亮。因为他们的双脚都是很放松的状态。有朋友实在不知道脚部放松是怎样的感受时，我往往会建议他们去观察一下孩子的脚。孩子的脚形端正、圆润，皮肤光滑透明，脚掌柔软，富有弹性，没有硬皮、厚茧、龟裂。关键是，孩子们在行走的过程中脚部完全地放松，没有一丝僵硬与固化，脚部腾空的瞬间可以立即恢复到自然平置的放松状态。

可见脚部放松本来是身体一个非常初始的状态，只是随着人们走

路、长大、成人、行走姿势的定格，脚的形与态才渐渐僵硬、固化。到了青年时代，真正完美的脚也很少见到了。

两者的脚，差别如此大。除了孩子骨骼没有骨化完成，关节、韧带、足弓、神经系统都处于发育过程中，相对柔软、稚嫩之外，站立、走路、运动等各方面在成长中植入的影响便是这个差别存在的主要原因了。所以，对比成人与孩子的脚，便不难看出行走与生活让我们经历了什么，让我们的心智体验了怎样的成长。如表 5–1。

表 5–1　孩子的脚与成人的脚区别

孩子的脚	成人的脚
脚掌脂肪量大，肌肉薄弱	脚掌脂肪减少，肌肉强劲
脚趾张开，大脚趾较其他四趾内收，脚趾几乎是平的	脚趾内收，大脚趾边的跖骨部位突出
内外腰部两侧平直弧度小，跟骨较窄	内外腰弧度大，有着显著的后跟
最宽处是在脚趾根部	最宽处是跖趾围

2. 身体是内心的镜子，记录了我们的心智体验与成长

身体是内心的镜子。心理上的一些记忆以及心情的各种变化都会在身体上有所体现。《易经》《道德经》《黄帝内经》等传统经典对于情绪与脏腑的关系都有非常清晰的阐述，充分考虑了身心疾病的社会心理致病因素与发病机制，为我们提供了一个非常完整的理论体系。

身体是内心的镜子。一方面，身体能够反映出内心的状态，比如情绪、意识、思维方式、行为习惯等，我们通常能从一个人的面相或气质推断出他的性格特点，推断出他在遇到一件事情时会采取怎样的方式应对。这些规律的摸索很大程度需要依靠我们从这个人的身体特点与行为特点中提取相关信息与日常经验的积累。另一方面，内心的状态也会通过情绪、意识、思维方式影响我们的身体，比如中医讲究五种情绪与五个脏腑的对应，比如内向的人走路时脚尖容易有一种向内的倾向，等等。

如果从二者相互影响的程度而言，心态对身体影响的效果往往会更为明显。因为心是本体，身体是镜像，我们永远无法通过擦拭镜片里的镜像去解决本体问题。也因此，当我们发现身体有了症状，即镜子里的物像有污渍了，我们需要感知并判断这污渍是镜子的还是物像本身的。

所以，我们经常讲，身体并不是解决问题的地方。身体只是内心的镜子，除非是镜子本身的问题，否则，不断地擦拭镜子并不能改变镜子所反映的本体存在的问题。

当然，镜子可以帮助我们很好地认识自己。心态因为不外显，有时候，即使内心已经受到了伤害我们却不知道；或者明明知道却暗暗地压制。许久之后，我们往往会自欺欺人地以为一切都已经过去了，殊不知，那份记忆、那份对心灵的伤害仍然存在。这时候，身体会真实地把这个伤害显现出来，或者这里疼痛，或者那里不适，或者在行为模式与思维模式层面做出改变。这些，其实都是智慧的身体在通过自己的镜面功能提醒我们、告诉我们、帮助我们，而我们自己不知道、不接受，往往还会通过一些外在的方法比如手术、吃药等把这些信号压制下去。我们称其为"治疗"，因为我们觉得自己"生病"了。

所以，多关注身体、与身体交流，学会听懂身体的语言。

3. 从爬到走，让儿时的我们实现了从一维、二维到三维的时空穿越

行走是灵魂与身体彼此交流、紧密联系的一种方式，是训练如何通过身体体验生命旅途的一种基本功。从爬到走，让身体为自己实现了一维、二维、三维直至多维时空的穿越。

几年前，闺蜜琰知道我在研究关于行走的课题，便专门收集了她侄女从出生学爬到会走期间录制的几段视频资料给我，记录了侄女从不会爬、学习爬到熟练爬的全过程。看到视频之前，我并没有认真观察过一个孩子在学会走之前的具体过程。仔细看过之后，我真切地感受到，走是人类在进化中开发出来的、一种帮助人类体验生命的根本能力。

第一段视频是小丫头还不会爬的时候。趴在床上手舞足蹈，却不见挪动半步。那时，孩子的身体与世界的连接只有那一块一条线。世界在孩子的眼里，似乎是一维的，若想了解更多，需要外人把她抱到另外一条线。

第二段视频是小丫头学习爬的时候。她趴在床上，手和腿共同用力，试图寻找相互配合的默契，却久久不能实现。但不气馁，反复试验摸索着。一大半天下来，还是能挪动一段距离了。那时，孩子的身体与世界的连接已经有了一个“平面”。世界在孩子的眼里，似乎是二维的了。若想了解其他平面上的世界，仍旧需要外人把她抱到另外一个“平面”上。

第三段视频是小丫头会熟练爬的时候。她趴在地上，手脚分工协作、密切配合，迅速挪动，还可以扶着旁边的东西跨地域爬行。那时，孩子的身体与世界的连接已经突破了“平面”的限制，偶尔可借助外在的物体体会三维的立体空间了。这三组视频里，孩子对爬行带来的视野拓展是充满了惊奇与喜悦的。

第四段视频是小丫头会走会跑的视频集。里面记录了丫头刚开始学走路的样子，战战兢兢地牵着妈妈的手；妈妈松开手，她就摇摇摆摆、趔趔趄趄的，像个醉汉，似乎总是在不断地调整自己的重心，每每看着她都像马上要摔倒的样子，但总不会倒下去。即使偶尔倒下去，也是一屁股坐下或者优雅地跪下，像个肉墩儿，缓缓、软软的，一翻身再爬起来。走走跑跑，不知道追着什么，一会蹲下来用手指头抠两下地面，估计是看到了蚂蚁。走走停停，十分有趣。

看着那画面想了许久，也想不起自己当初像醉汉走路的样子。印象中妈妈曾说过，我学会走路比较早，十个月左右。几十年过去了，那段记忆早被埋在脑海深处。但隐隐觉得妈妈一定也曾经这样欣赏着我的样子，肉肉的、软软的，不断地晃来晃去，跌倒爬起来，直到慢慢地协调、走稳，慢慢地走远。

还记得自己第一次学会走路的样子吗？还记得儿时迈出第一步、边跑边笑，仿佛征服了整个世界的喜悦吗？不知何时起，我们开始每天无意识地用“走”来实现身体与世界的连接了，尽管这种连接越来越立体、越紧密、越透彻，但因为“走”已经无时无刻不可以“为我所用”。渐渐地，我们忽略了“走”那原本连接身体与世界的意义，仅仅记得“走”是一种实现身体位移的方式。

然，更悲催的是，随着时代的发展与技术的革新，人们慢慢发现，实现这种身体位移的方式，有比“走”更为便捷的，如乘坐汽车、火车、飞机……不免置疑，我们还会“走”吗？

Day6. 综合练习：给自己和家人做一顿晚餐

1. 家才是最温暖的地方

家，一个永远温暖贴心的地方，延续着一个家族传承、家族荣誉、家族规则，生活着同样血脉的群体。

每每看《大宅门》《木府风云》之类的记录家族文化的电视连续剧，都会被其中温暖的家、慈祥有威严的老太太震撼，就会想起小时候奶奶在世时家里过年过节的画面。

我的家在北方，北方的年，规矩很多，仪式也很多。当年的我很小，总觉得那些规矩与仪式让自己很受约束，限制了自由，但随着规矩与仪式的消逝，才发现很多“年”的味道也慢慢远去了。当年的年味，随着那些消逝的规矩与仪式，也深深地被埋藏在心底的某处，成为记忆中的一部分。

我记忆中的“年味儿”。

回家：过年之前，一家老小必须赶在大年三十前回家，没有其他可能性。

对联：大年三十，早上起来要贴对联，挂灯笼，穿新衣。

仪式：大年三十晚上，奶奶要端坐一处，全家老小（伯伯叔叔等所有家人）几十人挤在一处，从老至少，给老人家跪拜叩首过新年。奶奶点头示意，附上一句嘱咐及祝福，再送压岁钱。记忆中的我，每每都会被那样庄重的气氛吓得够呛，但现在，那一幕幕仪式却成了我对“年”的认知里最为正式的一部分。后来奶奶不在了，这样的仪式也没有了，那个大家里的人也聚得少了。

守年夜：大年三十晚上是不可以睡觉的，老老小小都要守年夜。十二点的钟声敲过，饺子下锅，鞭炮响起，预示着新的一年开始了。

初一：大年初一，是不能出大门的，各自在家里，感受年的欢喜，家人的陪伴。

……

突然觉得，仪式，其实是一枚印记，将很多不可言传的内容，深深地刻在人们的心中，挥之不去，也许刻印的时候会带来不适，但不知哪个时间你会发现，那个刻印会是一种欣慰、一种骄傲、一种幸福、一种不一样的记忆。

现在人们的生活两点一线，家反而成了旅馆一样的存在，每天晚上披星戴月地拖着一身的疲惫回到家里，草草洗漱完毕把自己扔进床里，睡。第二天一早，闹钟把自己从梦中叫醒，睁开眼睛，恋恋不舍地爬起来，草草洗漱完毕又把自己从门口扔出家，走。没了往日的温度。

2. 厨房掌管着一个家的风水

以前的过年，腊月二十三过小年，家里的老人便开始张罗着供灶王爷了。厨房在老人的眼里，一直是一家兴旺的标志。小时候，家里的厨房也留存了我诸多的记忆。记得那时候，每天中午和晚上，我放学回家，妈妈下班回家，然后我们就在厨房聊天。妈妈围着灶台煮饭，我绕着妈妈说我在学校学到啥了、看到啥了、发生啥了，偶尔给妈妈打打下手帮帮忙，妈妈也会跟我讲她班上的学生又怎样了(我妈妈是初中英语老师兼班主任)，然后我们娘儿俩就这样边聊天边煮饭，暖暖的交流时光，现在想来还十分愉悦。

不过现在这样的情形应该很难呈现了。女儿从读小学开始，中午饭就没回家吃过，当然除了假期，晚饭也基本等不到我回来给她煮。她读小学的时候，我下班到家，奶奶已经煮好饭菜了。到了初中，女儿开始住校，每周五晚上我把她接回家，周六陪她去参加兴趣班，周日下午又返校，在家吃饭的时间就更少了。不过时间再紧张，我还是会在周末的两天里至少抽出时间煮上两顿正餐跟女儿享用。为这两顿正餐，我跟女儿去逛菜市场选菜品，然后一起回家洗菜切菜洗米煮饭，一起劳作并在劳作的过程中唠叨一周来的趣事，重温当年我跟妈妈的厨房时光。我和女儿都很享受这样的时光。

3. 给家人和自己做一份晚餐

所以，无论你有多忙，周末一定张罗给家人准备一顿晚餐，不一定很隆重很丰盛，但一定要很用心，最好能够拉长整个备餐用餐链条，然后再来个全家总动员，调动全家的能量，共同欢度愉快的周末。这一点西方很多国家都有很好的传统，比如德国。在德国，周末所有的商场包括超市、餐厅等基本都会停业休息，理由很简单，因为他们的老板和员工都需要回家过家庭日，辛勤劳作是为了家庭幸福，所以家庭日无论如何都是不可取代和剥夺的。

当你和伴侣、孩子一起逛菜市场逛超市，为全家选购菜品选购居家用品的时候，听伴侣唠叨家长里短，和伴侣一起下厨煮饭，给在客厅玩耍的孩子提供暖心的背景音乐和味道，试想一下，孩子在客厅玩耍的空闲突然闻到从厨房飘过去的酸萝卜鸭子汤、糖醋排骨，兴冲冲地跑过来忍不住偷上一嘴的画面，温馨爆棚吧。

所以，快去厨房吧。

Day7. 方法分享：如何从走姿中看见行为背后的思维方式

1. 行走，提升自我觉察与洞察力的简易法门

于行走者而言，因为太简单太熟悉，加上不断地重复一组经过若干年训练几乎已经形成身体记忆的动作，很容易安静下来，陷入思考。这思考，因为视角是对外还是对内或者情绪状态是积极还是消极的引导，会有不同的特点。

举例而言，向外的视角是围绕他人进行的，思考的出发点与落脚点都是他人。比如，这个人对我说了什么话，这话多么难听，多么伤人；那个人对我做了什么事情，是什么意思，让人讨厌。这些思考虽然内容也都不同，但实则都是围绕着跟自己无关的外人说了什么做了什么。要知道，别人在说或做时的真正想法，未必是我们以为的样子。对于这种毫无根据的“以为”，实则并无意义，除了徒劳地耗费我们的能量、时间和精力之外，还会增加我们的烦恼。最终让我们陷入自己的想象中，自怨自艾。这算不上思考，最多算是瞎想。

向内的视角是围绕自己进行的，思考的出发点与落脚点都是自己。比如，回顾检视自己的行为，我们称其为内省；计划部署接下来的工作，我们称其为筹划。这些思考虽然内容看似不同，但实则都是围绕着总结自己进行的。在对自己过去的行为与思维方式的客观总结中思考未来。

还有的人，在走路的时候专注下来，在用心感受身与心的交流过程中，安静下来。走着走着，一切都那么和谐自然地存在着，无所住无所留。他们在专注走路的过程中，身体处于动态，而内心反而因为某种专注处于静态。用走路知己，用走路修身，用走路养性，甚至可以用走路来改变原有惯性模式。当然，亦可以用走路来识人。所以走路是最简便易行且成本最低最安全的修行法门。

2．你能意识到自己的行为习惯与思维模式对事物发展的影响吗？

什么样的种子发什么样的芽，什么样的芽长什么样的苗，什么样的苗结什么样的果，什么样的果又能得到什么样的种子……

从种子到芽、苗、果实，再由果实到种子，再由种子到芽、苗、果实。这样一个个循环反复的过程，是动态循环的。这个循环因为受到环境的影响，也不会是一个稳定不变的闭合循环，会是一个螺旋上升式的动态循环。试想一下，如果从种子发芽、长苗到结果的过程，受到恶劣的环境影响，最终果实产生的种子可能已经不如之前的种子那般优秀。那这样的一个循环，便是一个螺旋式下降的循环。反之，如果从种子发芽、长苗到结果的过程中，光照充足、营养充分，最终果实产生的种子比之前的种子优化了许多。那这样的一个循环，便是一个螺旋式上升的循环。当然也有一种可能，便是不好不坏，不上不下，形成一个稳定的闭合循环。

有点晕吗？

其实，在我们的生活中，很多事情都会是种子。因这些事情而起的，经过我们行为与思维的加工、影响，事态的发展便是种子长出的苗、结出的果。最终事情的发展与结果是否是我们想要的果实，要看我们的行为习惯与思维方式在这个过程中，给予其怎样的加工与影响。通常，我们对这种加工与影响是没有意识、没有觉察的，就更谈不上对其进行规划与管理了。

而走路，便是种子，行走的姿势便是苗，过程中的思维决策是花，身体的感受与状态是果。

3．你知道行为习惯与思维模式是如何影响我们的吗？

继续回到行走的话题。先来看看行为习惯与思维模式是如何影响我们行走姿势的。

先试着回答我几个问题吧。

你是用髋关节发力带动大腿、小腿，还是大腿发力，带动小腿，拉动髋关节？抑或是用小腿发力，带动大腿，再牵动髋关节的呢？

你是用肩关节发力带动大臂、小臂，还是大臂发力，带动小臂，拉动肩关节？抑或是用小臂发力，带动大臂，再牵动肩关节？或者走路的过程中，手臂根本不动的呢？

你是头部中正，还是头向左边偏？抑或是头向右边偏？

……

看见这些奇怪的问题，你一定觉得一头雾水吧。心想，这些小事情，都是随机发生的，无意识的事情，跟我有什么关系？我怎么可能知道？我要是连这些事情都注意的话，不是要累死嘛。

其实，这些问题的答案，也许你我不知道，但我们的身体是清楚的。因为不清楚，身体便没有办法执行。只是这些动作也好、姿势也罢，是身体在我们的行为习惯与思维模式的指令下直接进行的，已经成为一种下意识的口令。我们大脑对这些口令，已经没有过多的关注。所以，我们经常会把这些归类为“事情本来就是那样的”“那是无法控制的”“那是不需要改变的”“那是小事情，没有重要的意义”……

殊不知，我们每个人的身体都是非常智慧的。当我们不去自主地管理身体，有意识地为身体下达一些口令的时候，身体会根据周边环境的情况以及我们一直以来的习惯，经过评判，做出对身体最为有利的选择与反应。比如，我们冷的时候，如果我们意识到了，可以添加衣物；如果我们没有意识到，身体会通过起鸡皮疙瘩来降低皮肤的散热，保护我们的体表温度。再比如，我们的手摸到滚烫的东西，一定是手先缩回来之后，我们才会感受到被烫到了。那么这个缩回来的动作，很大可能性上，不是我们给身体下达的指令，而是身体自我做出的口令，对我们给予最有利的保护。

身体在做出这一系列口令的过程，我们往往错过了、忽略了。以为身体并没有做什么，身体是听我们的。然，事实却并非如此。

再试试看，当你看电视的时候，或者看别人比如杂技演员表演一组动作的时候，你觉得演员的表演不过如此嘛。很简单啊，我也可以的。但当你站起身来的时候，你会发现，身体并不像我们以为的那样，能够听从我们的控制。我们并不能够按照我们想要的样子，来规划和管理我们的身体。这个身体，还包括几个层面：首先，从四肢而言，手脚作为身体最灵活的部分，我们都无法很好地掌控它们；其次，从肌肉而言，因为在皮肤之下，平时我们跟它们基本上没太多沟通，就更加无法指挥它们；再次，从脏腑、经络、意识……越往后，越不受我们的控制。

这时，你是否能够意识到，其实我们经常跟别人说话、交流，试图去了解别人、关心别人，却很少认真地、仔细地、静下心跟自己的身体做一次深入地、彻底地交流。

所以，我们很少了解自己、关心自己，更别提及管理自己了。我们的眼睛总是看向外面，却看不到自己。

下面，继续回答我几个问题吧。

你喜欢早上起来清晨散步呢，还是晚饭后，抑或是中午餐后？

你是喜欢一个人走走呢，还是喜欢有人陪你一起走？

你是喜欢在一个相对固定的地方、相对固定的路线走呢，还是喜欢到陌生的地方或者随意地选择路线走？

遇到十字路口，你一般会向左中右哪个方向走呢？

……

又在发愁了吗，从来没有意识到这些是吗？有时间就走走，有兴趣就走走，有人约了就走走，想走了就走走……

可能你会有很多理由解释你无法迅速地、确切地回答上述问题的原因。但实际上，上述情形在之前的日子里一定是发生过的，只是都是在你无意识或者非主动选择、自主决定的状态下发生的。所以，你并没有真正地清楚自己的行为，更别提总结自己的行为习惯甚至行为模式了。既然这样，你又怎么能够有效地管理自己的行为呢？然而，行为又是我们参与社会、经历人生的重要方式，都不清楚自己的行为，不能有效地管理自己的行为，那你参与社会、经历人生的过程，又如何能够了然呢？

还想试试吗？好吧，那请你看看下面几个问题吧。

假如今天早上，你非常清楚地自主决定在一个熟悉的小公园里，一个人安静地走路。

你的心情如何？平静、烦躁、焦虑还是开心？

是以一个什么样角色的心态走的呢？老板、老公还是父亲？

自己走起来的状态又是怎样的呢？看起来像一个雷厉风行的老板，还是一个唯唯诺诺的跟随者？像一个有担当、有责任、有爱心的暖老公，还是一个油嘴滑舌、遇事甩手的颜值男友？像一个慈祥、信赖、有安全感的父亲，还是一个严厉、刻板、完美主义的父亲？

走起来的状态跟你想要的状态之间，是怎样的关系呢？非常匹配、完全背离还是将就差不离？

……

又是一头雾水？还是不知道、不清楚，或者说，根本没有想过会有这样的问题？是的，这组问题，其实已经超越了身体与行为，到达了关于思维模式或者说心智模式的范畴。很多人依然对这个范畴没有太多在意，会觉得这些问题都是一些人为的主观印象，是别人给我们的评价，或者说别人给我们扣的“帽子”。这“帽子”是不是我们想要的，不是我们能够决定的。

真实情况是这样吗？哦，不是的，当然不是的。这顶“帽子”虽然是别人给我们的，但不是别人决定给我们的，而是我们无意识地或者有意识地选择的。然后把它端端正正、一本正经地戴在自己的头上。只是戴上之后我们不会主动照镜子，或者像穿上新装的皇帝一样，对着镜子里的自己，不会承认自己戴上了这样一顶“帽子”。甚至有些人还会一个劲儿地跟旁边的人解释，自己的“帽子”是怎样的，有多么的好看，不是你们看到的那样。

这“帽子”究竟是怎样戴在我们头上的呢？其实还是源于我们的行为习惯与思维模式。回到刚才的问题，走姿虽然不断变化，但长期以来的一种习惯，咱们身边的人已经很了解，这种习惯性的走姿便成为他们心目中的一张名片、一个形象。随着阅历的积累，每个人对不同走姿都有了自己的判断。什么样性格的人走路会是什么样子的，也许无法概括，但遇到一个人的时候，我们经常会根据这个人的外在形象，包括走姿、坐姿、言谈举止，给这个人打一个基本的“第一印象”分数。这个分数的高低也是一种思维模式的体现，是我们大脑皮层面做出的自主分析。我们很少能细化这个结论得出的过程与具体的步骤，但这个结果，我们每个人都会有判断。当然，由于每个人的阅历不同，结果与实际情况的相符程度亦是不相同的。

经过这一系列问题，是否已经了解了行为习惯与思维模式其实一直不断地在影响甚至决定着我们走路的每一个环节与步骤？而我们一直以来，却对此基本没有什么意识。当然，我们的行为习惯与思维模式不仅影响甚至决定我们的行走，甚至决定我们的每一个行为、每一个决策、我们身边发生的每一件事情。

有些担心了吗？没关系。让我们从行走开始，在行走中了解自己的行为习惯与思维模式，了解自己的行为习惯与思维模式是如何影响和决定我们走路的每一个细节、每一个过程的。在这个基础之上，我们当然也可以通过改变行走的每一个细节、每一个过程，去调整我们的行为习惯与思维模式。当我们的行为习惯与思维模式发生了改变，除了行走之外的其他行为、其他决策、发生在我们身边的其他事情，自然也会发生改变。当然，我们可以试着往不断超越自己、突破自己、优化自己的方向改变。这样，就能实现前面说到的螺旋式上升的循环了。我们将不断成长！

有兴趣吗？这会是一段非常有意思的经历，会是一项非常有挑战的任务。因为，我们挑战的是我们自己。这个挑战，我们随时可以进行，机会无时无刻不在。

Week6 柔

“柔”，是当身体处于“实”“正”“松”之后展现出的一种状态，这种状态会在身体里形成最小摩擦力，身体内的各个部位之间相互协调，整体呈现出一种柔美的韵味，自己也会感受到无比的轻松与愉悦。

“柔”，从身体总体状态而言，需要每个部位在整体运动中呈现出一种“缓而不断”的运动状态；从身体各个部位的微观状态而言，需要动作的连贯与各个关节点的柔顺；从构成要件而言，需要自身气血充盈，气足身体才能松软，动作才容易保持“缓而不断”的“势态”，否则，气血走到相应关节点时，也容易被压制、阻止或呈现其他如卡、抵等状态，难以实现“至柔之势”。

接下来，我们一步步走出“柔”。

Day1. 在工作繁忙之余，捏捏揉揉表情肌，面部柔和的人更有影响力

1. 眉心舒展嘴角上扬能让人轻松缓解疲劳和压力

当你开心的时候，一定是眉心舒展嘴角上扬的，哪怕当时眼角挂

着泪珠；一个人的时候，想到一个人或者一个场景，开心地笑了，那一刻，一定是真正的开心；一个人，无论何时都能下意识地发自内心地嘴角上扬着，他的心里一定装着满满的爱意；当一串语言从一张微微上扬的嘴角飘出来的时候，哪怕那串语言剑拔弩张，也会散发出满满的慈爱与撒娇；有那么一些事儿，或者有那么一个人，无论何时，想到他们，都能让你嘴角上扬，是一种幸运；陪伴，便是那么一个人，跟你一起经历这些事儿或者碰到这个人。“一笑泯恩仇”，发自内心的微笑犹如冬日的暖阳，可以瞬间软化人世间各种沧桑与悲凉。

所以，开心的时候你会眉心舒展、嘴角上扬、心甜如蜜，同理，当你行走的时候保持眉心舒展、嘴角上扬，自然会越走越开心、心甜如蜜。

当前人们的生活压力日益沉重，柴米油盐酱醋茶的日子反而成为一种奢侈，谁要是在朋友圈发了自己在家研究美食或者去了哪个民宿泡茶品茗的照片，定会吸引一大批粉丝点赞。大多数人尤其是工薪阶层的人，每天的日子被工作会议出差谈判拜访客户写文案堆满，似乎在梦里都是思考的节奏。每个人的步伐都是沉重的、肩膀都是耸着的、胸口都是紧着的、眉头都是皱着的、耳朵都是提着的、嘴角都是耷拉的、呼吸都是短促的。抑郁、神经衰弱、三高等跟情绪压抑相关的疾病越来越多，笑容尤其是那种发自内心的笑似乎都从人们的脸上消失了，犹如阴云密布的天空里躲在云朵后面的太阳。

大家可以尝试一下，站起来，试着摆出我刚才提到的姿势，肩膀耸着、胸口紧着、眉头皱着、耳朵提着、嘴角耷拉着，然后快速急促地短呼吸 2 分钟。怎样的感受？瞬间很焦虑吧？

接下来，调整一下，挺直腰背，拉伸头颈，保持头颈中正，沉肩坠肘，眉头舒展，放松双耳不去试着找外面的声音，回到身体内部听自己的呼吸声，嘴角上扬，深深地做腹式呼吸，感觉所有新鲜的空气都被吸进了小腹，再呼气，把身体里所有代谢出来的杂质都随着呼出体外。重复几次，怎样，瞬间轻松开心了许多吧？

2. 表情肌里藏着我们受伤的记忆，遮住了我们柔软的心

我喜欢跟孩子一起玩儿，尤其是那种3岁以下的孩子。他们的小手小脚十分稚嫩柔软，脸上的表情也极为丰富，所有心理活动完全可以透过面部的表情肌和皮肤清晰地展示出来。而成人便不同，大多数的成人因为经历得太多，脸上犹如套上了面具，甚至有些高人的表情几乎固化，你永远无法从他的脸上看出内心的喜怒哀乐。不过据老人说，这是成大事者的看家本事。虽然我不太认同这个观点，但勉强可以接受，因为当前的社会状况有此案例。

还是说回小孩子。我有个小侄女宸宸，今年两岁了，我就特别喜欢看她，跟她玩儿。记得她刚出生的时候，特别能睡，每天要睡十几个小时，偶尔醒了睁开眼睛的时候，就用一种"这是哪里""你们要干什么"的眼神打量着周围的环境，没有很多小孩子的那种惊奇也没有害怕，仿佛一个长者突然来到了一个陌生环境，就那么看着，透露出一种"你们要干什么"的表情，貌似有些紧张。

过了些日子再回去看她，眼神变了，仿佛对这个世界有了些感觉，有温度了，柔软了，脸上的表情也放松了，开始笑了。但估计是看见我有些害怕，我试图抱她的时候她会躲、会哭。我赶快找镜子照照自己，面部肌肉紧张着，是挺吓人。我搓热双手揉揉脸颊，调整呼吸，眉头舒展，嘴角上扬，想想那小家伙肉嘟嘟的样子，特招人喜欢。我又来到小家伙面前，这回她又打量打量我，似乎没那么害怕、那么抗拒了。我再试着逗逗她，摸摸她的小手，终于打入小家伙内部。我心想，这表情肌的调整效果明显啊。

现在宸宸两岁多了，越来越开朗，每天无忧无虑的样子，摸摸这个搞搞那个，哪怕一个装快递的包装纸箱都能让她玩半天。她会钻进去把自己藏起来，然后各种搞怪表情，把奶奶逗得开心至极。而她开心的样子，是一种从内到外的开心。我每次看见奶奶分享她的小视频，都能感受到她的每个细胞都充满着活力，散发着快乐。无论她的举手投足、抑或是脸上的每块皮肤、肌肉，还有声音，总之，就是一首快乐协奏曲。

所以，我非常喜欢看小孩子，于我而言，那是一种对心灵的滋养。

3. 你的柔和面部里，呈现着你的影响力和人生格局

一个人柔和的面部连着她柔和的内心。中医理论认为，人体面部也有全身各部位的反射区，所以亦可以通过对面部进行反射区刺激与按摩来调理身心。对此我有亲身体验。

前段日子闺蜜在帮我调理小腹的过程中，为了提升效果，便用了这个面部反射区按摩手法进行配合。几次下来，好像把我脸上的面具活生生地给扯下去了，开心至极，分享一下感受。

第一次进行面部梳理的时候，明显感觉闺蜜的手摸在自己的脸上，但脸上的肌肉是冰凉没弹性没反应的，冷淡至极，任凭闺蜜的手指在我脸上捏过来揉过去，我却感觉她在摸别人的脸，而我，就躲在这张脸背后的套子里，透过脸上的两个洞口向外看。

闺蜜边按边问 :“疼吗？”“不疼啊！”虽然没什么痛感，但通过闺蜜的手滑过脸上经历的种种坎坷，我能明显地感受到脸上表情肌的纹理粗糙，到处都是咯噔咯噔的、木木的。心想，这是我的脸吗？

调理完毕，端起镜子一看，整个面部似乎比之前多了一丝红润，少了一层阴郁。

效果不错，我又拉着闺蜜享受了做几次，每次也都感受不同。

第二次，我知道疼了 ；

第三次，我感受到面部肌肉跟闺蜜的手指开始有互动，可以随着手指的韵律游走了 ；

第四次，我感觉自己从那个有两个洞口的套子背后伸出了一只手，试图用这只手跟闺蜜的手交流；

第五次，那个交流的感受更清晰了；

第六次，感觉套子消失了，这是我的脸了；

期待第七次体验……

显现出来的效果就是，面部表情肌的活力基本激活，面部红润，喜怒哀乐可以清晰地呈现出来，不加掩饰。即使是发怒，也不会像以往那么可怕，因为是全身协调真实的一种反应，而不是面怒身紧心烦的一种狰狞。

无法显现出来但我心里感受得到的效果，是脸上的肌肉放松了，皮肤紧致了，无论什么情况我都能随时感受到自己的面部表情了，终于撕下了面具。想起上周末丫头给我讲的俄罗斯套娃的故事，我感觉自己又脱了一层壳。

当我脱下面具，以微笑真诚面对世界，我更容易感受到周边的美好与亲切了。我时刻处于一种愉悦而安宁的状态，仿佛周围的一切都变得简单清澈了许多。

我一直喜欢看小孩子的表情和他们的一举一动，觉得他们像天使，每个表情每个动作都不含杂质，都没有之前的生活给他们留下的任何记忆，仿佛像鱼一样，或者他们的皮肤他们的身体连 7 秒的记忆都没有。简单的他们因此而宁静、开心和快乐。

我喜欢自己的柔和，从面部到心里，从心里到面部。

新年来了，把我的柔和分享给你。用闺蜜的话来说，现在的我看起来很讨喜。辞旧迎新之际，把自己也打扮得如我讨喜吧。

一个讨喜的人，是快乐幸福的，真实不虚。

Day2. 在行走中关注头颈肩背腰胯的连绵度，躯干柔和的人人际关系更给力

1. 头颈肩背腰胯的连绵度，为身体的全面协调提供了主线

当我们在行走的过程中，能够保持身体各个部位的中正与放松之后，便应该关注和尽量做到动态行走中各个部位的柔顺和连绵了。其中，尤以头颈肩背腰胯一线为重，这一线犹如一根主线牵引并决定着身体的全面协调。如同虎豹之类的猛兽，头颈肩背腰胯的柔顺与连绵决定它们的生存本领与奔跑技能一样。于人体而言，这几个部位的柔顺与连绵度，直接影响了身体在动态行走以及生存体验中，与环境互动的能力以及与环境融合的境界，即古人强调的“和”。

这个“和”，在我看来，是一种境界。一种蕴涵不同层面的境界。这个“和”，亦是吸引我的所在，每次行走，都会给我带来一份不一样的体验。我永远不知道下一个瞬间它会是怎样的呈现，所以，我在每个当下体会着自然赋予我的惊喜。就这样，在行走中收获成长、于生活中印证践行，智慧行走陪伴我在人生旅途中认知自我、修缮自我、超越自我，成为我开心生活的动力之源。

我所体会到的“和” 有这样几个层面，分享如下 ：

首先，是身体各个部位之间的和谐。行走过程中，最早的时候，会觉得走是一件很简单的事情。但走着走着便会发现，自己似乎不会走路了。因为走的时候会发现自己不再自如、不再协调，似乎手不是手、脚不是脚 ；然后会发现手脚不协调，左右不协调，上下不协调，种种不协调。当然，这些都是过程中的正常现象。只要坚持走下去，便能顺利度过这个阶段，来到全身各个部位融合协调的状态。这时，

经常感觉走着走着，没有了身体的存在与束缚。那份轻松与自在，独具魅力。这是“和”的第一层境界。

其次，是身体与心的和谐。当走到一定阶段的时候，身体与心会成为彼此的镜像，彼此相应、互通互伴。体会之后，会发现似乎只有那样的一种安然自在方是一种永恒的存在，因为在那一刻，心中满是美好与知足。那一刻，心中充满了感恩之情，感恩自己存在于此。这个阶段的我们，于走路中便可实现一种安然与自在，一种满足与淡然，犹如进入了一种禅定的状态，无欲无求。这是“和”的第二层境界。

再次，是身心与境的和谐。“对境无心莫问禅”。我们毕竟还是入世的凡人，每天都有各种红尘琐事需要我们去积极应对。因此，如何应景对境地为人处世，是我们不可逃避的责任。当获得了身体与心的和谐，我们还不能停下脚步，继续前行，积极应对各种人情世故。于人情世故中继续历练心性，历练面对各种无常，如何保持我们的身与心的和谐，如何安然与自在。走到这个阶段的时候，你会发现，其实境遇真的是中性的。境遇的好坏，无非是我们身心状态对境遇所做的选择。我们的状态决定了境遇对我们的影响，决定了境遇的好与坏、善与恶、是与非。慢慢地，境也会成为我们身心的一种镜像，它们之间也会彼此相应、互通互伴着，犹如一个永恒的存在。这是“和”的第三层境界。

如何通过训练切实提升这种柔顺度与连绵度呢？我的经验是，尽可能在行走过程中保持头颈肩背腰臀一线的自然、舒适状态，然后迈开脚步坚持行走，并在走的过程中不断觉察动态调整。具体而言，我们可以按照本书中提供的方法，在不同阶段确定不同的觉察重点。比如一个阶段里，觉察自己头正肩正与行走的协调性，尽可能地保持在动态行走中，头正肩平，并在平常的站立坐行中也细加体会。这个阶段的协调性功课完成之后，再进入下个阶段，比如关注腰胯在行走中的自如程度。之后再关注在行走中调整双臂摆动协调度时，是否会对头颈肩背腰腹这一线的协调产生破坏性影响。很多人走路的时候，左右手臂的摆动幅度与力量以及发力点都完全不同，而这些不同会严重影响到脊柱的中正与松直。就这样，我们可以用一个阶段针对性地专注于觉察某个方面的训练来逐步、系统地修缮自己的行走方式。

这样，经过不断地坚持，最终将身心协调内化为我们身体的记忆，成为我们一种潜在的意识与习惯。

2. 于一方茶席间拿起放下间，体会人际交往中的淡定与从容

不止行走，我们在生活中的每个时刻都可以关注身体的连绵度，如此，会极大提升自己与周遭环境的融入与自在。比如最常见的一个情境，也是我非常喜欢的一种静心方式——泡茶。

一个暑假的周末早上，女儿跟姥姥姥爷回老家了。我一个人开启文化中医静心"宅"模式。我坐在茶台边上，准备泡茶。于一举一动之间，静心独处，同时感受茶席中我身体各个部位的协调度连绵度以及身体在动态中的平衡协调连绵度。

我分别体验了一下"身正心正""举重若轻"时自己的状态，并在观察记录之后发现了一些真实的感悟。分享一下。

身正都难以恒定，何谈心正

《大学》有言，"心正，而后意诚"。心正，首先需身正。身正，首先需骨骼正。我来体会一下。

关注头、颈、脊柱与胯骨、双腿的中正、左右平衡，不断调整身体重心，感受体内气息。随着骨骼的中正、肌肉回归本位的放松、血管壁最小阻力的摩擦，气息顺畅地在体内流动着。外面，每个关节每寸肌肤，从肩膀、大臂、手肘、小臂、手腕、手掌、手指、每个关节、指尖，在空手提起、放下的每个动作尽可能地柔顺、保持与空间形成的最小阻力。反复几次下来，右手臂明显比左手臂僵硬许多，而且每个拿起、放下之间，骨骼便会随之失去中正，完全不能似天平那样于动中恒持平衡。拿起、放下的同时还能继续保持体内的中正、放松、顺畅，一起一落间，我发现，真的很难。

举轻若轻都做不到何谈举重若轻

古人言，“成大事者，须能举重若轻”。看着这小小的茶杯，我准备举来试试。

右手举起茶杯，哪怕杯子是空的，哪怕我清晰地知道杯子并不重，但左腿仍然禁不住地用力踏地以配合右手发力，左胯随着左腿的重力下陷，身体不经意间斜向左侧，似乎用这个力量去平衡和支撑右边的力量。我不断地告诉自己，“这个小小的茶杯，不重”“至于吗，有必要动这么大的干戈吗”，依然忍不住。还说要举重若轻，连举轻若轻都做不到。于是，我不停地拿起、放下，只为能找到那种举轻若轻的淡定。再换左手，发现这只手拿起放下要淡定许多。瞬间我想起恩师说的一句话，“身体最真实，一个人的心性修得如何，身体会告诉你”。

静下来才能看见周遭的凌乱

记得有人告诉我，“你看见的都是你想看见的，看不见都是你不想看见的”。我想补充一下，“静下来，才能看见”。不论你想不想看，静下来，你才会发现，他／她／它，就在那里。

我用右手拿起放下地体会了一阵子，终于举轻若轻了许多，抬眼看见对面墙边的书架下，堆着几个前段日子回家顺手放在那里的塑料袋、纸箱子，才发现凌乱。我在脑子里搜罗了半天，想起这些物件拿回来应该有些日子了，一直堆在这里，就在眼皮底下，平时竟然不觉得，怎么到这一刻才觉得不妥？看见它们，也看见了自己习以为常地“随手一放”。我起身，把袋子里的零食腾出来放进零食箱，把酒和茶请进储藏室的格子间。我再看一眼，“嗯，清静了”，拍拍手上的灰尘，洗洗擦擦，坐回茶台，满意地再看了看，顺手拿起茶台上的一本书。

动起来的瞬间一切便全散了

拿起书的一瞬，当头一棒，我猛然惊醒。

就在刚才起身的一瞬间，体内骨骼间的布局，什么平衡协调中正、什么举轻若轻、什么淡定从容，一概瓦解。而且，直到再坐下拿起书的一刹那，我才意识到，刚才那个情境下的身体与心情，骨骼是紧张的，肌肉是处于战备状态的，血流是亢奋的，呼吸是短促的，整颗心都扑在那堆东西上，满脑子都是“怎么处理掉这些凌乱的物件儿”。最为夸张的是，我竟然对这一切毫无意识。

这就是骨感而又残酷的现实。修行从来不是什么风花雪月、云淡风轻。修行不易，实修更难。想起了弘一法师，想起了恩师，于红尘中实修，难；于实修中助人，难上难；于实修助人中度人……

放下吧。我放下手中的书，收心。

3. 利用好你的碎片化时间，有利于更好地掌控你的人生

如今，人们的时间越来越被碎片化，能抽出一整块时间实在不容易，何况还需要坚持每天每次 40 分钟以上。如何既充分运用碎片化时间，又能有效地达到“身心协调一起走”的效果呢？我在此分享一些小经验。

一是建议每天早起。南环瑾老先生曾说过：“能控制早晨的人，方可控制人生！”早睡早起。当别人还在被窝里做梦的时候，早起的人已经走在为梦想拼搏的路上了。很多事业有成之士都有早起的习惯。早上的时间，经过一夜的充分休息，身体机能慢慢升发，此时最适宜通过走路、太极拳、静坐冥想等舒缓式运动唤醒身体，开始新的一天。而且，当你试着早起，你会发现，一天的时间长了许多。因为你不再需要用一两个小时的宝贵时间，跟其他人一起拥堵在上班的路上。

二是建议时刻保持身体的中正。智慧行走，强调“身心协调一起走”，其核心便在于身体的中正与身心的协调。而其中身体的中正又是基础的基础。身体中正，这个简单得不能再简单的要求，大多数人在日常生活中并不能做到，更谈不上时刻做到并保持。偶尔为之尚可，时刻中正实在难。所以，我们可以在日常工作、生活、起居中，时刻关注自己，尽可能地保持身体的中正，进行走路的基本功练习，而不仅仅是在行走之时方才练习。长此以往，于站行坐卧之间都能养成这种意识，必能将其内化于身心外化于言行。

三是建议时常觉察心念的显现。“身心协调一起走”的前提，是要不断地锻炼和提升那份“觉”。在行中“觉”，在“觉”中行。这个“觉”不仅要觉察身体，更要觉察到心念。但繁杂的工作与生活，往往弄得我们心烦意乱，晕头转向，难以觉察到心念的所在。所以，我们可以在每个碎片化的时间段里，有意识地寻找一下心念的轨迹：“我在想什么？”“这是我的想象还是较为客观的事实？”“我有这样的想法或者情绪是基于我对自己在这件事情中怎样的角色定位”……

当然还有很多其他的方法。只要我们有这样的意识，有行走的意愿，总能想到可以更加有效地利用时间的方式。所以，关键还是在于“愿意走”与“走”。

Day3. 在行走中关注肩臂肘腕与手指的连绵度，双臂柔和的人沟通交流无障碍

1. 肩臂肘腕与手指的连绵度，代表着人与世界连接的状态

如同露易斯 · 海在《生命的重建》一书中所强调的，“上肢代表我们接受生活体验的能力和程度，关节里储存了旧的情感，肘部代表我们改变方向的灵活程度”。书中提到，每个手指都有其含义，手指的问题表明哪里需要放松哪里需要丢弃，比如食指与愤怒、害怕或者与目前情境中的自负有关；拇指是中心代表烦恼；中指与性和愤怒有关；无名指是悲伤和协同；小指与家庭和伪装有关。

总之，书中的观点认为从肩到手的上肢部分代表了我们接受生活体验的能力与程度，或者说上肢部分是我们接受生活体验的重要媒介。在行走中，如何保证肩臂肘腕与手指的柔顺与连绵度，直接关系到我们在生活体验中与周围沟通交流的能力与状态。

还是可以看看小孩子的双臂和双手，柔软却也有力，稚嫩的关节之间充满活力，几乎没有任何旧有的情感记忆，可以随风摆动。我最喜欢看小孩子趴在妈妈怀里睡觉的样子，尤其是抱着孩子的妈妈如果是在行走中的动态中，则搭在妈妈胸口之外的孩子的双手双脚必将会随着妈妈的步伐有节奏地自由摆动，甚至两侧手脚的摆动都未必一样，完全没有强加上去的外力控制与记忆中的某种羁绊。那种自在，呈现出小孩子与外在环境拥抱得了无挂碍，彰显着一切可能。

至于成人的双臂和双手，力量增强不少但柔顺也减了不少，似乎在生活的体验中因为经历的风风雨雨沉淀到双臂双手的骨髓肌肉与脉络里，有了棱角，有了习惯，有了禁锢。哪怕是与大自然接触，也难

免会启用自己与人交往中的惯性保护意识，比如行走中因为心境的紧张与愤怒而握紧双拳，比如行走中因为内心的压抑而左右两侧手臂摆动幅度不均衡，等等。

2. 举个例子

这里分享一个手臂在行走中不够柔顺的案例，来领会一下这种类型的走姿，其行走者在与他人沟通时的一些表现。

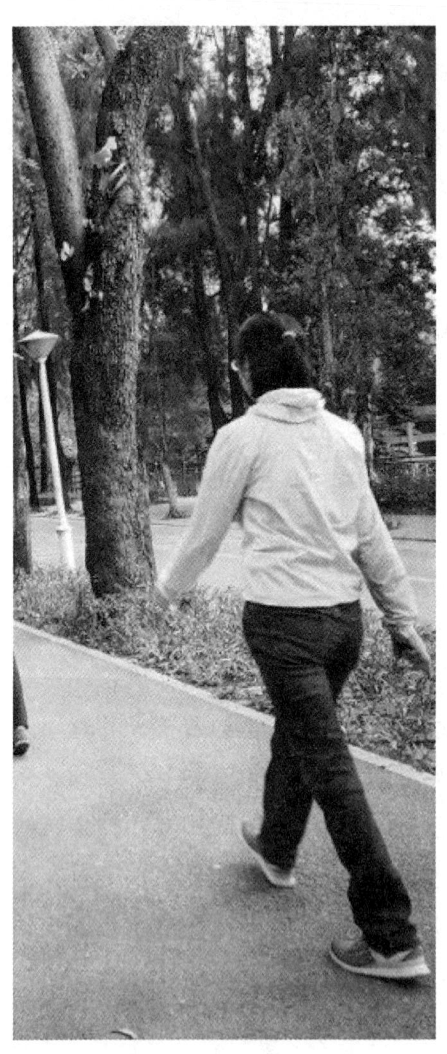

图 6–1 走姿展示

图 6–1 中的女士在行走中双臂整体有些僵硬，手与手指亦呈现紧张状态，很难找到双臂双手的柔顺与连绵的痕迹。同时双臂双手的这种状态再结合身体前倾、低头垂目、左右臂摆动不协调、小腹紧张等情形，综合显示出她心境封闭、紧张、长期处于精神高度压抑的状态，与人的交流常常会小心翼翼，对别人交办的事情也会尽心尽力极度认真去做，但往往因为没有真正理解交办者的意图且与交办者沟通不畅，导致办理结果南辕北辙、得不到交办者的认可，因此在全力付出之后不免委屈压抑。如果这种状态继续发展下去，最为严重的情形将会导致她的负面情绪

积累无法释放，从而对思维状态产生影响，遇到一件事情发生时首先会朝负面的情况去猜想，并立即启动应急措施，并固化成一种思维模式，在别人眼中犹如冰冷的刺猬，难以交流。

针对这种情形，如想有所调整，解决方案分为三层：第一层便是身体层面，在行走中注意调整将头颈肩背腰胯归到中正的位置，提升双臂的柔顺度，同时辅以平时的扩胸运动加双臂涌动练习，可以有效改善双臂双手的柔顺度与身体的协调度；第二层便是思维层面，在工作生活中注意觉察自己与人交流时的应对方式，以及自己的应对方式产生的背后推论，即应对方式产生的基础是什么，是缘于自己对他人的认知猜测、还是缘于他人给自己表达出来的讯息，以及收到这些猜测、信息之后自己产生的第一个反应，是自我保护式的应激性反应，还是接纳包容式的开敞式吸收；第三层便是情绪层面，在工作生活中注意觉察自己与他人交流时的情绪状态，以及自己在不同情绪状态下对他人给到的信息，比如一句"你怎么能这样呢，你这是赤裸裸地欺骗啊"，会收到的不同内容，在情绪高昂轻松开心的状态下会认为对方在开玩笑，明明知道这句话实际带有一丝侵犯自我保护边界的意味儿，也会包容。但一旦听到这句话的时候，我们正处在情绪低落、紧张压抑几欲崩溃的边缘，那后果一定不堪设想。

所有的解决方案都需要我们首先对自己的状态有着清晰觉察，在觉察中了解自己，在觉察中调整自己。

3. 在行走中充分借助自然环境滋养我们体验生命的能量

自然环境是环绕我们周围的各种自然因素的总和。比如大气、水、土壤、岩石矿物、太阳辐射、其他物种等，这些是我们赖以生存的物质基础。对于自然环境，我们能做的，更多的是通过改变自己的行为方式或生理状况来适应自然环境和人文环境的变化。

我们行走在大自然中，在不同的自然环境下行走的体验是不同的。如何选择更适合自己当下状态的环境来滋养自己与自然交流的能量呢？这里介绍几个可以作为选择基点的因素。

首先是数理地理位置。数理地理位置是指某一地点在地球经纬网上的方位。这个经纬度虽然是相对的、人为的位置确定标准，但因为经纬度的确定与很多因素产生了关联，比如纬度决定了环境所在地的气候类型和重力环境；经度决定了环境所在地的时区所属，决定了该地点的时间设置，所以这些相对的、人为的指标，也会对人的身体状态、生活起居产生重要的实质性影响。比如常见的时差反应就是影响之一。

其次是地理环境。地理环境指的是行走所在地的地形地貌和生态环境。地貌可以分为山地、丘陵、高原、平原、江河湖海。生态环境又可以分为森林、草原、沙漠等。这些环境通过空气质量、气候类型、海拔高度、环境内的食物结构、水质特点等对人体机能以及气血分布状态，甚至情绪产生不可忽视的影响。比如长期生活在平原地区的人，来到青藏高原，其高海拔的影响加上干燥寒冷的气候状况，如果饮食起居等生活方式不加以适度的调整，身体很难迅速适应这样的环境，这就是地理环境对于行走的显著影响之一。

再次是气象环境。气象环境中影响较大的是气温、湿度、阳光、风和降水等，这些因素对人体机能及气血分布、情绪状态影响亦较大。

具体而言，同样在云南，但我们在丽江身上享受阳光的温暖、脚底感受来自古城石板古道给予的温润支撑，与在大理围着洱海感受着水边的凉爽前行，身心的感悟是截然不同的。同样在冬季，行走在哈尔滨的冰天雪地里，伴着脚下吱嘎吱嘎的踏雪声，体会着浸入骨髓的寒冷凉爽，那份透彻与洒脱，亦不是在其他地方能够体会到的。同样在高原，行走在蓝天白云笼罩下的拉萨布达拉宫，与行走在内蒙古的大草原，行走在云贵高原的香格里拉，那体会也是迥然不同的。

俗话说，一方水土养一方人，不同的环境滋养出不同性格特质的人。环境的影响，不论对于身体的躯干结构、器官机能、气血分布、经络通畅，还是心理层面的情绪状态、性格类型，抑或是行为层面的行为习惯、人际交往，都十分显著，不容忽视。我总是认为，环境对于一个人气质与性格的影响，如同五谷对于一个人的气血与骨骼影响，真实确定地存在着。

所以，于我们行走而言，在合适的环境里行走，也是件大事儿。每个人根据自己当前阶段的身体、心智特质，可以选择不同的环境进行行走训练，这样可以帮助我们更好更快地进行自我认知与自我疗愈，具体可以征求指导老师的建议。

一般而言，建议选择开阔、空气质量较高的自然环境中行走，比如城市的广场、城市周边的山坡、山地、湖边、海边等，是一个比较大众化的通用型建议。特殊一点的，则各有针对性，比如体内湿气比较重的人，可以选择去空气相对干燥的环境行走，比如西北地区；个性过于刚烈欠缺温婉之韵的人，可以选择人文气息比较浓厚的环境中行走，比如丽江，这种以环境调整人的心智状态的方法自古有之，常言道，“南病北治”，即是此理。

Day4. 在行走中关注腰胯腿膝的连绵度，双腿柔和的人执行任务更高效利落

1. 腰胯腿膝的连绵度，代表了我们丈量土地的气魄与效率

依旧引用露易斯 · 海在《生命的重建》一书中的观点，双腿承载我们走向生活的前方，腿的问题通常预示着我们害怕向前走，或者不愿

向某个方向走。大腿通常积满了童年的一些情绪记忆，膝关节和脖子一样与柔韧性有关，它们表达出弯曲和骄傲、自负与顽强。关节炎来源于批评模式，关节炎患者会被一大堆批评包围，他们的思维模式就是批评，他们用“十全十美”诅咒自己。

对此我也有深刻的感受。几年前，我的腿部力量非常差，大腿很粗很胖，一直以为这是源于我从小到大几乎都是坐着学习、坐着工作产生的“职业病”，但这个理由说不通的地方就在于我的腹部是苗条的。如果说腿粗是坐出来的，为何只影响到大腿呢？还有一个情节，就是我经常在梦里梦见自己走不了路，而且一般都是遇到一定要快走的情况，比如梦见狗追我，梦见坏人要杀我，或者梦见至亲的人在前面我就想冲过去，但每每这样的情境我都拖不动腿，那种沉重、无奈、急迫的感受撕心裂肺，以至于醒来之后还会手心出汗。生活中也有同样的印证，就是我属于头脑超级发达手脚超不配套的类型，每每遇到一个难题，我会迅速地在头脑中形成一套解决方案，然后表达出来或者不表达，但基本不会动手去做。当别人动手做了之后，自己还不屑一顾，因为觉得做并不难。对此，生活也给了我沉痛的一击。有一天我发现自己一直在用头脑陪伴孩子，身心并没参与进去，教训自然惨痛。不过好在经过最近几年的痛改前非、江湖还债，终于有了一些改变，但其中艰辛，只有自己知道。

话说回来，通过行走，提升腰胯腿膝的柔顺与连绵度，切实可行，带着觉察，多加训练与调整，自然会增加整个身体在行走中的协调度以及身心与环境的融合度。迈开双脚，丈量大地，在行走中增加融入世界的魄力与能量。

2. 举个例子

图 6–2 中的行走者，与图 6–1 中的行走者紧张僵硬的情形不同，其整体走姿的特点是各部位发力点发力方向散乱且无力，腰胯腿膝的

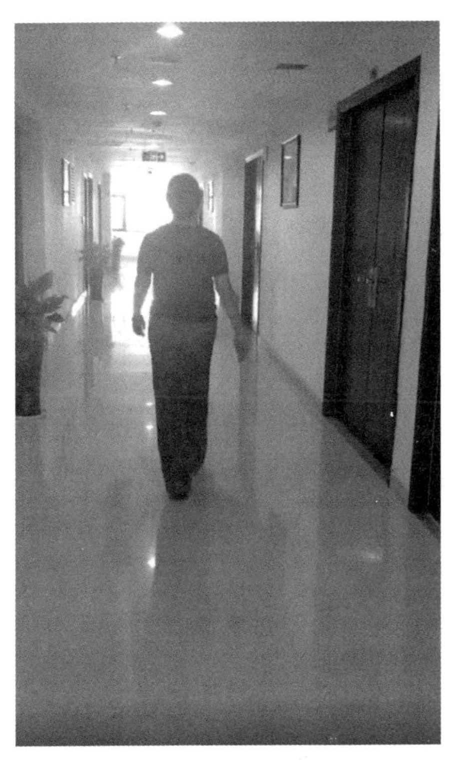

图 6-2　走姿展示

整体无力，而腹部与臀部极为紧张收敛，几乎没有腰胯与大腿的发力，整个步伐犹如在腰胯的扭动下拖着往前走。行走者腰腹紧张无力、双臂双手松散无力、头颈摇摆无力，整个人的走姿呈现出松散无力目标方向不聚焦的结果。不过她腿膝的协调性相对较好，所以当她真正清晰方向明确目标时执行能力和效果还是不错的。

看看她的整体情况，因为腹部紧，为了保持抬头挺胸收腹地行走，这也是多数人推崇的优雅走姿，自然就要紧紧地夹着臀部。大家可以想象一下，前面腹部紧张、后面屁股夹紧，那么腹部自然时刻处于一种收着的状态，也会导致上半身的整个五脏都比较紧张，通过腹部的五条经络运行到这个地方自然不能很通畅，所以这个地方的脂肪就无法通过整个身体的循环化解掉，然后导致脂肪的堆积，产生赘肉。这样也会影响人的思维方式，因为腹部以及五脏都很紧张，她的敏感度会特别高，用得好可以获得很强的洞察力，但用得不好就会很敏感，遇到一些事情时，想说又不敢说透，然后闷在心里不能释怀，久而久之就会纠结，就会有很多负面情绪，再积压久了，就会产生负面思维，结果就是看见一件事情，产生的第一个念头往往是充满了怀疑否定，不愿意相信别人。所以情绪心智都与身体的状态有很大的关系。

前面说了，如图 6–2 中的行走者的腿膝协调能力不错，执行力较强，但如果是在一个负面情绪引导下的执行，亦可能因为一直在自己的世界里，看见的都是自己想看见的、听见的都是自己想听见的，跟外面的交流都是有选择性的，在这样基础上的执行效果很可能费尽一腔热血，却换来寥寥成果。长久下去，自然会窝一肚子火，显著的特征就是腹部会长赘肉，而且这腹部的赘肉光靠锻炼是减不下去的。这种情形最简便快捷低成本高效率的解决方案就是智慧行走，通过行走打破自己的身体记忆，重构自己的走姿模式，在行走的过程中把腹部放松、臀部放松，然后调整腰胯与大腿的发力状态，以发力带动柔顺、以发力主导连绵，再辅之以坚持行走、时刻觉察、揉肚子、做放松运动等方式逐步放松腹部和脏腑，让腹部以及带脉这一圈真正地放松，让这一部分的气血能量能充分循环起来，脂肪能够被及时代谢掉，自然就在会瘦下来的同时，行为习惯与思维方式都发生了一系列改变。

3. 充分利用环境布置减少我们打破固有模式的阻碍

如同前面第一篇我在分享整理家居的经验中，谈到不同的环境布置会给我们带来不同的影响，而且随着现在科技水平的提高，我们可以充分调动资源对行走环境以及工作生活居家环境进行布置，比如通过照明、声音、特定时空环境模拟等，让我们在不同情境中体验、转换。同时，也可以将这些环境布置的方法用于减少恶劣环境对我们的影响，比如用空气净化机加香薰调整因大气污染、汽车尾气、雾霾等给身体带来的伤害，比如用背景音乐加隔音墙的搭建，抵消车水马龙、建筑工地传来的噪声污染等。因为环境因素往往会通过生理与心理两方面对行走者产生影响。

我们要学会通过环境选择、环境布置为自己的站行坐卧、举手投足、生活起居提供一个和谐温馨安全的环境。

在寒冷的冬天，或者雨季，以及其他不适合、不愿意在室外行走的日子，我们可以选择一些惬意的室内场地进行行走锻炼。比如在一个温馨的、相对宽敞的室内，摆上两把椅子，我们可以围绕椅子练习“8”字行走，以有针对性地锻炼我们的身体灵活协调度，疏通我们的脾胃经络。或者在温馨的室内，布置一个温暖的环境，可以用一些薰衣草精油香薰，放上一些舒缓音乐，然后闭上双眼，用原地踏步走的方法，训练我们躯干的中正度与行走中肢体的协调度。

我们也要学会通过在环境中用心觉察，接纳和感恩身边环境给我们的馈赠。

比如一次我在南京出差的经历，分享给大家。

公务之余，清晨漫步于集诸多民国旧建筑群的省政府街头，马路的两边规则地排列着梧桐树，虽不笔直，但自由奔放之间流露出一缕严肃庄重，犹如南京人给我留下的印象。毫无目的地走着，只想真实地浸染一下这座拥有浓郁文化积淀的城市特有的味道。也许是在省委大院附近，也许是因为这一带是民国时期各国使领馆的所在地，这里的人虽行色匆匆，但总是平淡从容，抬头看见一天前为我们做介绍的小杨，拎着手提包走在上班路上。

目光相接，他哑然一笑：“你在这里？”

“是，出来走走。”

“这里离你住的宾馆不近啊！”

“是，打车过来，专程走走。”

“前面省委大院去过没，要不我带你们走走？”

“好啊。”

于是，我跟着小杨，走进坐落在闹市中间的静谧大院……

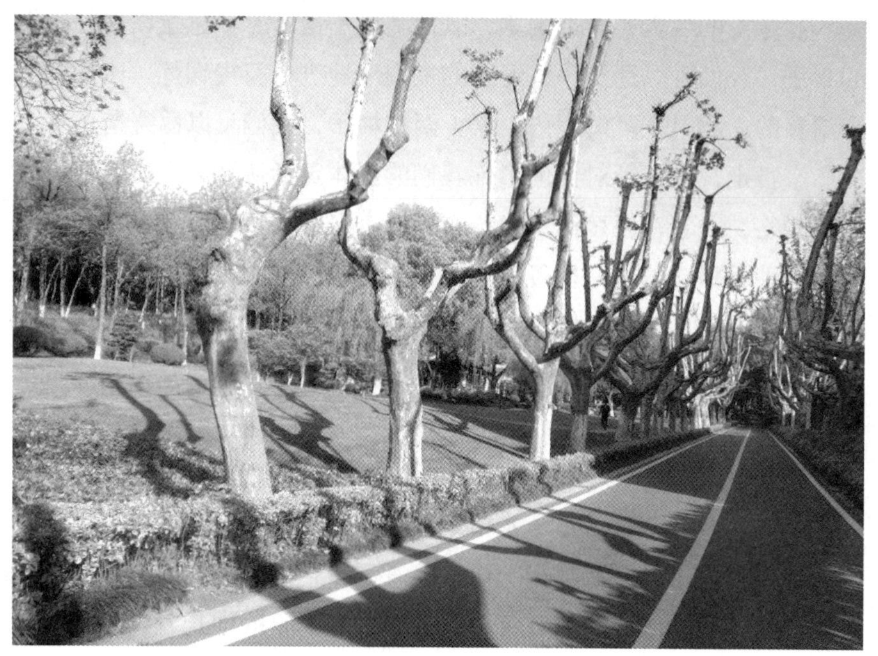

图 6-3　江苏省委大院内的梧桐树透出一种从容的特质

出了大院，我慕名来到当年周恩来总理在南京与国民党政府进行和平谈判的机关驻地梅园新村。进入院里，看着墙上一幕幕照片与文字解读，感受到当年两党谈判时我党面临的种种艰辛。

一个声音从背后飘过来："阿姨，您需要解说吗？我是一名志愿者……"

听见这弱弱的声音，我回过头，看见一个穿着红色 T 恤的小女生，开心地回答她："好啊，谢谢。"

"不过，我还不太熟练。"

"没关系。开始吧。"

途中，一方红色绸布在众多灰白色的照片间特别显眼。小女生介绍道："这是当时一对儿新人结婚，物质短缺，也没什么合适的贺礼，邓颖超便拿出了这方红绸子，请董必武同志在上面写上‘天作之合’四个大字，再让所有在场的人签字祝贺……”

我不禁为邓颖超的智慧折服。

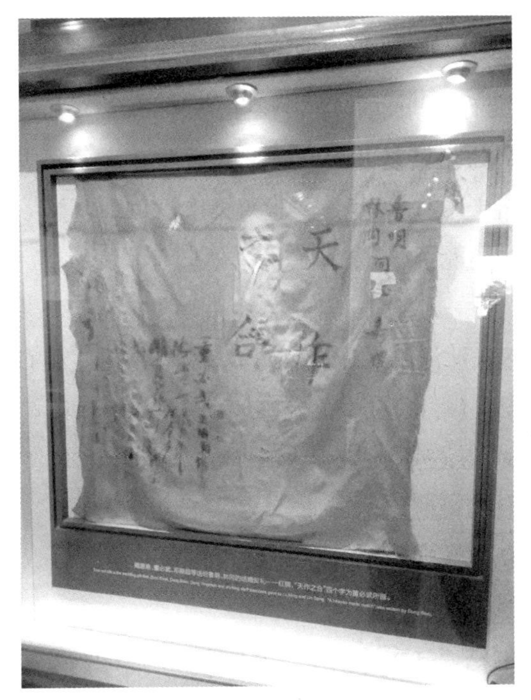

图 6-4　邓颖超策划制作的那方红绸子

之后，小女生又带我去看了周恩来总理居住的梅园新村 30 号、董必武同志居住过的梅园新村 35 号，以及其他人员居住的梅园新村 17 号……她给我讲了许多她知道的故事，最后，她开心地说：“谢谢阿姨，今天是我第一次讲解。”

……

我来到车站，准备离开南京去上海。

看看时间，该吃午饭了。

我走到车站内的一家鸭血粉丝店，看着干净的店面，进去，坐下，点餐。

旁边一张桌子上坐着一位穿着素袍的女尼，面前放着一盒粉丝。没有用店内的餐盒，没有加鸭血和汤，素素的一盒粉，都放干了。女尼安坐下来，没有立即动筷子，嘴里不停地默念着，不时地双手合十，左右张望，如此反复几次之后，方才安坐动筷。几分钟，吃完，收拾好，离开。走了许久之后，她又再次返回，与店员解释着什么，只听见店员漠然地说了一声“没关系”便转身离去，留下女尼一脸讨笑地站在那里。

我心中掀起一波涟漪，眼前飘过几个字，“无住相布施”。

是的，只要心中有爱、有觉察，身边的各种环境、环境中的各种人事物都会成为滋养我们心灵、提升我们应对当下打破固有模式的助力。

Day5. 在行走中关注小腿与脚腕脚跟脚掌脚趾脚背的连绵度，双脚柔和的人踏雪无痕更自信

1. 关注小腿到脚的整体连绵度，增强我们对世界对人生对自己的理解

脚与我们的理解力有关，对自己的理解、对生活的理解，包括对过去现在未来的理解。小腿到脚的连绵度，便代表了我们在体验生命的过程中，理解自己理解他人理解生活的真实状态。

理解，在我看来，包括两个步骤：一个是整理梳理分析，是输入信息的过程；一个是形成一种认知，是输出信息的过程。理解自己、

理解他人、理解生活是决定一个人能否在生命体验中从容应对淡定生活的重要前提。一个人的理解模式是怎样的、理解能力是否强大、理解程度是否接近客观，取决于其行知模式、心智模式，归根结底与其在生活中经历的体验与记忆有关。而这些模式、能力与程度的记忆最多的便藏在了这个人的小腿到脚的柔顺度与连绵度里。

我们小腿带动脚部抬起落下的过程正是理解的过程，抬起，脚部向身体方向收回来，是一个信息输入的过程，收回的形式会是曾经的身体记忆、情绪记忆产生的习惯性方式，可能是迅速利落的、迅速害怕的、缓慢悠闲的、缓慢无力的，对应的身体与情绪记忆可能是果断自信、怀疑不安、淡定自若、消极懒散；落下，脚部从身体向地面迈出去，是一个信息输出的过程，迈出去的形式一方面会跟收回来的状态有些相应，也有可能完全不同，相应的还有可能柔顺，完全不同的则会更加纠结，可能还会引起脚腕或者脚部的受伤。比如迈出去的时候可能是迅速利落脚尖向前向外的、迅速害怕脚尖向内的、缓慢悠闲脚尖向前向外的、缓慢无力脚尖向内的、甚至可能还会有迟疑不决脚腕在空中旋转一下才无规律地迈出去落下的，各种情形都有，一起一落的状态便是行走者连接世界理解世界与世界交流状态的隐形代码。

2. 举个例子

图 6–5 是一个 14 岁女孩的走姿连拍，我们注意她的小腿与脚部的柔顺度与连绵度，以及脚部抬起落下的具体细节。首先图中左数第一张右脚脚跟外侧最先抬起，左脚脚底外缘部分最先着地，左脚尖向左前方外倾幅度明显；左数第二张依旧是右脚脚跟外侧最先抬起，左脚脚底外缘部分最先着地，但左脚尖向正前方迈出，身体中正了不少。左数第二张跟左数第一张相比有了明显调整，结合拍摄时的状况，后面一张系行走了几步之后比较安静专注时的状态呈现，前面一张是刚

刚行走时心思比较分散的状态呈现。但整体上的特征是没有太大变化的，脚跟外侧最先离地、脚底外缘部分最先落地的状态，是行走者比较缺乏安全感的身体记忆与情绪记忆呈现。

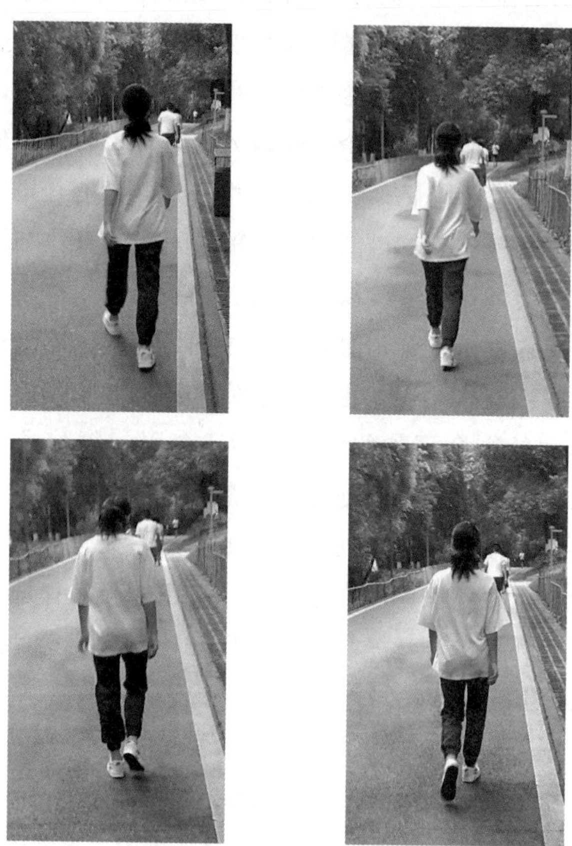

图 6–5　走姿展示

我们再结合左数第三、第四张的状态进行分析，左数第三张中的右脚悬在空中的时候，明显看到右脚腕是紧张的、脚背脚尖部分是被行走者潜意识地控制着，而左数第四张中的左脚悬在空中的时候明显看到左脚腕是放松的、脚背脚尖部分也是放松着的，两幅图充分显示了行走者左右脚腕的紧张与放松状态的完全不同，小腿带动脚部的动态柔顺度与连绵度在照片中虽不能清晰展示，但结合脚腕的紧张程度，我们不难猜测。

有这样脚腕特征的行走者，其走姿中呈现着这样一种特质，既有在意他人情感认可的敏感，又有在做事做决定时无畏洒脱的从容，这几乎完全不相容的两种状态交织在一起，便会造成行走者在两种特质中反复的情形，而在遇到事情时究竟是呈现哪种特质，取决于她当下的情绪状态。如果当时情绪状态积极，会是从容淡定特质占主导；如果当时情绪状态消极，则往往是敏感特质占主导而无法决策。也正因为如此，行走者对于很多事情处于心里明白，但有时候因闹情绪，从而不得不承担许多不必要的后果。这种情形会让行走者抓狂，类似记忆积累多了，如果不能及时调整，很容易牵制其陷入一种情绪低落消极的恶性循环。

对于上述这位行走者而言，最佳的解决方案，就是通过反复有意识地训练，改善小腿带动脚部的左右协调性，提升小腿到脚部的整体柔顺度与连绵度，加上行走者年龄较小，改变起来相对容易。

3. 在行走中充分利用人文因素为我们打破惯性模式赋能

走路作为一项运动，或者说是一个行为，总需要依存于一定的环境，环境便也因此参与、影响乃至制约着行走过程以及结果。同时，行走者也会反过来影响、调整一个环境的状态，比如影响到周边的路人产生跟着一起行走锻炼的念头，影响到路边的市政管理人员、清洁阿姨管理清洁路边的卫生更加有劲头、有力量等。当然，如果是一个人走，这种影响环境的力量相对而言会比较薄弱。

行走环境大致可以分为自然环境、人工环境和社会人文环境，三类环境通过不同的方式对行走进行着不同的影响。所以，我们如何选择更合适的环境，也是一门不小的学问。前面我们分别了解了自然环境与人工环境在行走中给我们助力的方式，接下来我们来了解一下如何利用人文环境为行走滋养赋能。

人文环境是一种无形的潜移默化的环境，是社会本体中隐藏的无形环境。这个环境与环境内共同体的态度、观念、认知、信仰系统等息息相关，其对行走亦有很大的影响。当然，人文环境是个很大的范畴，我们这里将它微观化，具体到我们的身边。

比如，与其他很多城市一样，我所生活的这座城市重庆，具有自己独特的气质。重庆的人文特质是勤劳、亲切、踏实，在这样的城市里行走，你会经常感受到各种质朴的温暖，不论是巷子里飘来的老人家喊孙子“幺儿，吃饭喽”的声音，还是角落里三五成群划拳行令喝酒聚会的吆喝，抑或是远远不知哪个窗口散发出来的麻辣火锅的香味儿，都会给你一种真实不虚的生活气息，会滋养我们在行走中每一步都走得踏实有活力。

再比如，我的朋友圈，人文特征是知性儒雅、有方向、有毅力、高度自律。在这样的朋友圈里成长，经常会感受到各种能量的滋养。不论是这个朋友分享了一本近来读的新书《心若菩提》，还是那个朋友分享了近来重温一部电影《复仇者联盟 3》产生的新感悟，抑或是另一个朋友最近回老家跟家族的长辈们其乐融融、获得了来自家族根的滋养，都会给我带来无穷的能量与活力，我会从他们的分享中收获，如同我也身临其境。一股股发自内心的暖流滋润着我在行走中更能体会到身心安然自在的愉悦。

其实，我们无时无刻不生活在一个有着积极价值与意义的人文环境中，我们缺乏的只是安静下来觉察它们、从它们中间获取养分滋养自己的心。有句话说得好，放慢你的脚步，让灵魂能够跟上来。身心安在地一起协调行走，是一件很幸福、很惬意的事情。

Day6. 综合练习：陪自己来个静坐冥想

1. 了解情绪以及影响情绪的几个因素

情绪是一种心理活动，是一种自然生发的存在，是一个入世生活的人一种必然的心理活动。因此，情绪并不需要控制，只需要管理，除非他不希望自己有任何心理活动。

既然情绪是一种自然生发的心理活动，需要管理，那我们如何管理情绪，又该从何处入手呢？这需要我们先来认知一下情绪的状态究竟跟哪些因素息息相关。

首先是身体。身体的变化是情绪的表达形式，同时身体的变化也可以影响情绪。比如有的人在生气的时候会严重影响胃口，吃不下喝不下，而有的人却相反，越生气越能吃，似乎是要化愤怒为食欲，吃饱喝足才有力气化解愤怒。其实这两种反应都会因生气的情绪而伤及无辜，也就是我们的身体、我们的胃。反之，当我们的身体比如胃不好的时候，也会影响我们的情绪。根据中医理论，胃的主要生理功能是受纳和腐熟水谷，胃的运动特点是主通降，胃的特性是喜润恶燥。所以从情绪上讲，胃主要是容纳各种外部信息对我们产生的情绪刺激并对其进行消化处理的部位。当胃部不适的时候，我们很难清晰地感受到来自外界的信息，也很难清晰地觉察并给出反馈。

其次是体验。有意识的体验会直接影响情绪的生发。当然，情绪的生发与释放本身也会带来一种体验。比如很多分享都建议我们学会爱自己，并温馨提示从早上给自己一个拥抱、给自己一个微笑开始，这就是一个非常典型的有意识的体验。我尝试过，当早晨从梦中醒来，睁开双眼，在意识慢慢苏醒之前，我们是安静的，没有烦恼，没有急躁，亦没有开心，没有愉悦，这种状态可能持续几秒钟之后，就会陆续有大量的信息，包括昨晚的情绪、今天的压力等袭面而来，若没有招架之功，直接会影响一天的心情。当然也有可能袭面而来的是很多开心的事情，但无论如何，在这个大脑空白的时候，如果第一个引入脑海的是一段让人温暖的抱抱与微笑，将是一个非常愉悦的经历。我尝试过，效果很好，坚持一下，可以真正影响一天的心情，毕竟一个好的开端会让即将发生的每一件事情朝着好的方向延展。

还有认知。人们通过以往的认知自然推导出对外界事物的评价。这个评价会生发和影响情绪，情绪的生发与释放过程的体验也会形成一种新的认知影响对当下以及后续事物的评价。这个相信大家都有体会，在此不再赘述。

2. 学会关照情绪、管理情绪，而不是控制它

既然情绪是人类情感的自发性流动，则不能去控制，我们需要的仅仅是关照情绪并学会管理情绪。

对于这个话题，经常会听见很多妈妈唠叨她们的经历。现在的妈妈们压力很大，既要管好孩子，还要照顾老公，还要孝顺公婆，还要打理家务，还要赚钱养家，还要提升自己……种种要求，压得妈妈们几乎喘不过气来。这样的压力下，妈妈们经常会处于情绪爆发的边缘。

有些妈妈因为从小接受的教育观念说女人要讲究“三从四德”、女人要温柔贤淑、女人要柔情似水，用理性与修养压抑自己的情绪，控制自己的情绪，让自己永远像一个变形金刚一样在家庭、社会以不同的角色圆融应对，但内心却闷闷不乐，孩子老公一点点摩擦就能点燃她们的怒火，孩子老公也难免敏感而小心翼翼。她们偶尔跟闺蜜在一起，话题也三句不离抱怨。这是她们控制情绪而非管理情绪的负面效果展示。这也会影响到孩子的情绪处理方式，因为孩子从来不是靠听觉来学习的，他们靠的是眼耳鼻舌身意的综合性感受，吸收的是爸爸妈妈在交流中给出的全过程全方位全维度信息，比如爸爸妈妈说话的语气语调音量措辞，言行举止微表情，待人处事的应对方式，都会原封不动甚至变本加厉地被孩子复制。

对待情绪的正确处理方式是接受它、关照它、安抚它、舒缓它，在管理的过程中减少其在身体中的存留，避免形成固化的记忆。比如孩子在被狗吓到的时候会哭，这时候妈妈正确的应对方式是先帮助孩子正视到自己的情绪——害怕，并接受它，告诉孩子这条狗是很吓人，自己小时候看见狗朝自己扑过来也会吓哭；然后关照这个情绪，让孩子自己感受一下是不是全身紧张手心冒汗浑身战抖；继而安抚这个情绪，给孩子力量，告诉孩子妈妈在，不用害怕，再遇到这样情形可以站着不动或驱赶而不是拔腿跑；最后舒缓情绪，妈妈可以用自己的手在孩子后背轻轻抚摸、在孩子耳朵上提拉几下，帮助孩子释放身体因恐惧和惊吓带来的紧张记忆。总之，这种管理情绪的方式才能有效地帮助孩子解决问题，并在帮助孩子解决当下问题的同时，让孩子慢慢了解如何去管理情绪。

3. 静坐冥想，帮助我们提升管理情绪时的觉知与淡定

静坐冥想，尤其在睡前给自己 15–20 分钟的时间进行静坐冥想，可以有效地提升我们的觉知力，有利于提升我们在管理情绪时的淡定从容。

静心冥想能够从本质上重新构建你的大脑，一旦你掌握了静心冥想的窍门，这项训练会为你的大脑清理出足够的空间，帮助你抵抗对科技产品的依赖，避免被躁动不安的情绪牵着鼻子走，更专注于工作和学习，增强创造性和创新意识，拥有更加融洽的人际关系、充分的自我表现、内心的平静与和谐，成为更好的领导者，更真切地感受到生活的美好与富足。

美国伊利诺伊大学的科学家对 40 名学生进行静坐生理实验，观察表明：只要静坐 5–10 分钟，人的大脑耗氧量就会降低 17%，而这个数值相当于深睡7个小时后的变化，同时发现受试者血液中被称为“疲劳素”的乳酸浓度也在不同程度上有所下降。

静坐冥想有很多益处，很多精英人士都有每天静坐冥想的习惯。传统儒释道的许多高僧大儒也都把静坐冥想当作修行的基本功。尤其是道家，对于静坐、禅坐有着十分健全的理论与实践指导体系。

我也有早晚静坐冥想的习惯，它可以帮助我很好地觉察自己、缓解疲劳、管理情绪、释放忙碌一天带来的各种身体与情绪记忆。具体的方法也很简单，分享一下。

每天早晨醒来，我会在床上静坐冥想15–20分钟，双腿双盘或者单盘、散盘均可，坐在枕头的一边，首先是调整坐姿，拉伸头颈肩背腰，觉照自己的坐姿，使全身每个部位保持中正放松；然后调整呼吸，调整呼吸的深度与长度，感受新鲜的空气进入体内，逐步唤醒身体的每个细胞、每个脏腑，感受体内气机的流动；然后梳理一天的工作计划，再关照身体的坐姿与各个部位的放松度；如果还能坚持，可以不再主动思考，而只是关照自己头脑中产生的念头，只关照不跟随。比如看到自己生出一个要起床的念头，看着就好，不要跟随往后想我是起呢还是不起呢。这样坚持一下，会让自己进入更深的一层静。

每天中午饭后，如果有时间，也可以让自己静坐冥想15–20分钟，从觉照安抚自己的胃部开始，放松胃与小腹，这样可以有效地帮助身体消化午餐。这对于现代生活节奏比较快、午餐餐食不够柔软清淡的职场人而言，极有益处。

另外，就是每天晚上入睡前，洗漱完毕，我会坐在床上再静坐冥想30–40分钟，基本要领同早晨，只是会在中途回顾一下一天来的所有体验与人情世故的应对，梳理一些症结，总结一些要点，并为今后遇到类似情形积累经验。

如此坚持多年之后，会发现自己的觉察力明显提升，自己的思维力更加强大，自己管理情绪的能力以及管理时间、管理自我的水平显著提升。

Day7. 方法分享：智慧行走的几种功能性走法

智慧行走能调养身心，针对不同的调养需求，比如瘦身、养生、气质提升等，可以制定有针对性的行走方案进行功能性调整训练。下面介绍几个方法。

1. 走路瘦身法

行走方案：早晚两次行走，每次不低于 40 分钟。

具体方式如下：

早：叉扭行 + 高抬腿

叉扭行，是怎样的走法呢？不知大家看过网上有个疯传的视频没有，艾克里里拍的那段“一个走路如风的少年”。视频里面艾克里里左右腿大幅度地交叉，同时配上夸张的扭腰动作，加上时尚有节奏感的背景音乐，给观众带去了不少欢笑。叉扭行 + 高抬腿，便是这样一种走法。行走时，左右腿大幅度高抬腿交叉的同时，带动腰部扭动，摆动双臂。这种行走，可以有效锻炼到大腿与腰腹部。经常坚持，对瘦身非常有效。

晚：8 字行 + 肝胆牵引

8 字行，是指行走路线为“8”的形状。为了便于掌握，行走时可以选定两个相对固定的点，比如两棵相距两米左右的大树，或者两把相距两米左右的椅子，然后围着这两个相对固定的点进行“8”字形行走。行走时，步伐逐渐加快，体会在行走中全身自然放松、身体随着行走速度的加快有种朝着“8”字内侧倾斜的“向心力”吸引的感受。身体重心也在行走中随着“向心力”的影响，在脚底内外两侧不断切换。

行走 40 分钟后，进行肝胆经的牵引拉伸。

向上拉伸：双手交叉相扣，食指伸直相靠，双臂向上伸直，直而不僵，举过头顶，感觉有个外力拉着我们的双手向上无限延伸。同时双肩向上延展，感觉身体两侧随着双手、双臂、双肩向上延伸。顺势抬起双脚脚跟，保持几秒钟，然后缓缓落下脚跟，放下双臂、双手。

左右拉伸：双手交叉相扣，食指伸直相靠，双臂向上伸直，直而不僵，举过头顶，感觉有个外力拉着我们的双手向上无限延伸。同时双肩向上延展，向左侧弯曲，注意弯曲时保持背部、臀部与手臂、腿在一个平面，到最大幅度时，保持几秒钟，恢复到中正状态。换另一侧，向右侧弯曲。

同样方式，再按顺序向前拉伸、向后拉伸、向下拉伸即可。

2. 走路增身高

行走方案：早晚两次行走，每次不低于 40 分钟。

具体方式如下：

顶天立地行 + 肝胆牵引

顶天立地行，是指在行走中，尽量保持头、颈、脊柱、腰、臀、双腿的中正与上下延展意识。尤其是头顶，设想头顶上方有条长长的线，牵引着我们整个身体向上无限延展，头、颈、脊柱的每一节都被这种向上的力量拉伸着。但注意保持一种直而不僵的状态，不紧绷，不僵持，在这种向上牵引力量的影响下，自然行走。

肝胆牵引的具体方法前面已经介绍过，这里只是提醒在向下拉伸时，注意关注腘窝处，要尽量拉伸，并保持直而不僵的状态。

晚上睡前，还可以加上一组拉伸双腿的动作。即坐在床上，把腿伸直，脚尖尽量绷直，注意腘窝与脚面均保持直而不僵。双手交叉相扣，食指伸直相靠，直而不僵，举过头顶，然后用双臂带动头颈、身体前倾，尽量用腹部贴近大腿，用胸部贴近膝盖，保持几秒钟后，恢复坐姿。这个动作可以于每晚睡前做 3 组，每组 10 次。

3. 走路降血压

行走方案：早晚两次行走，每次不低于 40 分钟。

具体方式如下：

跺脚缓步行 + 劳宫涌泉交叉搓

跺脚缓步行是指行走中，将注意力放于脚底，脚底与地面接触时可以适当用力，并体会脚底与地面接触时的滑动。同时，行走时，脚步可适当放缓，一步一步地走踏实。

行走之后，如有条件，可以端坐在椅面的前三分之一处，微微闭上双眼，身正背直，放松腰腹，双手自然地放在双腿上，全身放松，体会脚底涌泉穴在刚刚走路过后的热度。

劳宫涌泉交叉搓，指的是用左(右）手劳宫穴搓右(左）脚涌泉穴，每侧可搓动 5 分钟或至脚底微热即可。

4. 走路添活力

行走方案：早晚两次行走，每次不低于 40 分钟。

具体方式如下：

踏步高摆手 + 改变练习场景

踏步高摆手。即在踏步走中，抬高臀部，带动大腿、小腿，同时手臂前后大幅度摆动，摆动时，手臂向前、掌心向下举过头顶。踏步走时，最初可适当放慢速度，待熟练之后，步伐逐渐加快，并与大步高摆手行走交叉进行。即，踏步高摆手练习 10 分钟左右，改为大步高摆手前行；10 分钟左右，再次变为踏步高摆手练习。如此反复。

改变练习场景，是指在每次选择练习场地时，应根据天气、心情以及方便度等情形，适当进行变换，并在行走的路线选择时，更加注意在每个转弯处体会随心决策、选取方向的当下。

5. 走出女性魅力

女性魅力，因涉及面较广，不仅涉及走姿，更多地涉及行为模式、思维模式与心智模式的层面。因此，对于该训练方案，包括的内容有三个层面：

中正行走 + 正脊椎训练（用于日常）+ 角色意识训练

中正行走，是指在行走时，时刻关注身体的中正、自然与放松。尤其是头颈、脊柱、腰背、臀、腿等，重心也始终在双腿之间协调交换。行走时，强调那份中正与松柔。

正脊椎训练，是指在每个时刻身体都处于一种中正、自然的状态，是中正行走在时间空间的延展。将身形的中正训练延展到工作、生活、就餐、待人的每个时刻。当然，这种训练因为需要一定的觉察力为基础，建议由专业导师陪伴，有利于提高训练效果。

角色意识训练。在前两项训练的基础之上，将中正意识与生活中各种角色的心智模式进行匹配，并在角色的经历中予以践行的训练方式。因该训练涉及心智训练内容，亦建议由专业导师陪伴，根据训练方案逐步进行，会更为有效。

6. 走出绅士质感

同女性魅力一样，绅士质感也涉及行走者的行为模式、思维模式和心智模式的训练层面。

具体方案，包括三个部分：

底蕴行走 + 底气训练（用于日常）+ 责任意识训练

底蕴行走，是指在行走时，关注脚底接触地面时，地面给予的承载与担当。保持身体的中正、双肩的平衡与稳定，腰臀的放松与正直。

底气训练，是指在每个时刻身体都处于一种自然放松的状态。尤其腰臀保持放松，将底蕴行走在时间空间维度上进行延展，延展到工作、生活、就餐、待人等每个时刻。

责任意识训练，是将绅士的大度与担当意识与每个时刻的情景相匹配，对行走者进行的心智训练。通过训练，能有效地提升行走者的绅士质感。

后两个方面的训练，依然建议由专业导师陪伴为好。行走中以自然、舒适为度，不负重、不分神、不听音乐、不聊天。

因为走路强调自然、舒适的状态，因此我们不建议负重行走。一定要负重，建议以双肩背包的方式，不建议选择单肩背包。如果需要单肩负重，建议采取斜挎的方式，尽可能减少负重对肩颈带来的影响，保证肩膀在行走中全面放松。

目前，还有很多其他比较有效的行走方法，比如快走防病、倒走治腰疼、一字步防便秘、边拍边走呼吸畅、甩手大步不驼背、走走跑跑燃脂肪、正步走气质佳、踮脚走能护肾、高抬手摆臂走舒筋活血、平举双手昂首走强化脊椎柔韧性等。这些方法都可以在行走中尝试。

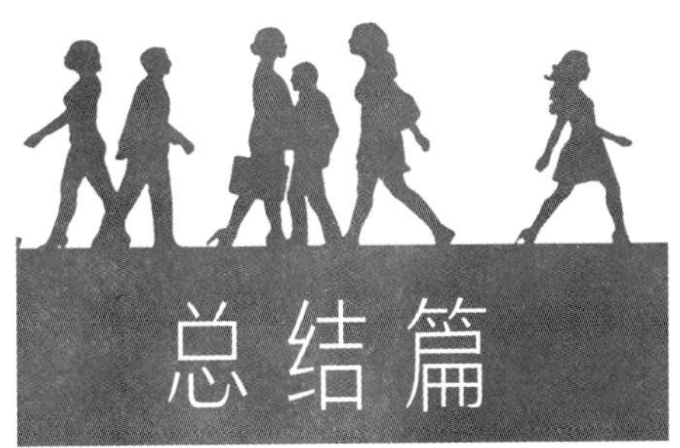
总结篇

Week7 用

二十多年来，陈明生老师将中医理论与行走实践相结合，将对经络状态与行为表现、性格特征进行对应，梳理出经络与情绪的关系，并通过指导、陪伴众多学生通过行走进行印证，形成了智慧行走的经络与情绪对应体系。这套体系可以通过行走者的行为特点、走姿状态，对其身体状况、经络通畅度以及情绪、性格特征进行关联性推断。亦可以反过来，通过调整行走者的行为特点、走姿状态，对其身体状况、经络通畅度以及情绪、性格特征进行相应调整。

本篇将摘取其中部分成果分享如下。

Day1. 魄力是决策之魂，通肺经增魄力智慧行走方案

1. 关于肺经

常言道，肺主气藏魄，在志为忧，忧、悲同属肺志。

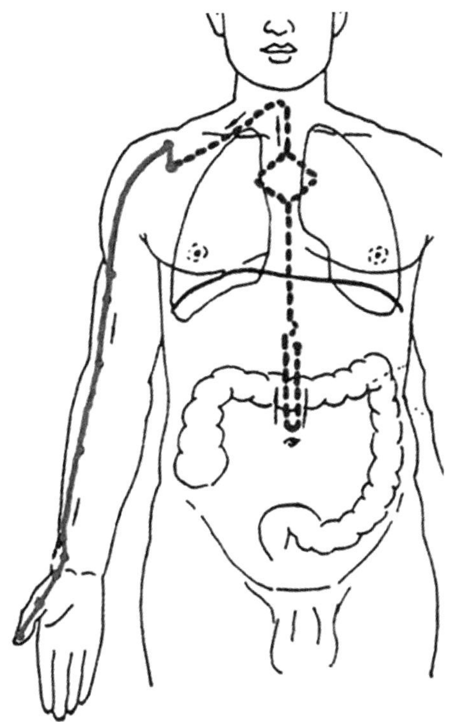

图 7-1　人体肺经走向

从心智模式、性格特点来看，肺经通畅的人性情豁达、讲义气，魄力十足，不易产生悲观等负面情绪。处理事情果断有力度，对理想有一种锲而不舍的执着。这是企业家或领导者必备的品质。同时肺经通畅的人往往人际关系好，能更好地经营各类无形资源，更快地实现自己的目标。

2. 肺经不畅者的外表特征与性格特点

从外表看，肺经不畅的人常常伴有以下的一种或多种特征：

脸色暗黑，没有光泽；

皮肤发红易过敏；

不耐风寒风热，怕热易出汗，易患外感病，如感冒咳嗽气喘等；

说话时喜欢不断提高音调；

说话过程中习惯性清喉咙；

话说得比较多时容易疲乏；

笑声尖锐刺耳；

平时经常眼神游离、眼睛无意识地左顾右盼；

喜欢吃辛辣的口味；

喜欢贪恋香味的享受；

喜欢白色；

背部僵硬；

行走时路线一直往右边偏；

行走时大摇大摆，腰胯过度摆动；

行走时下腹前送；

鞋子前掌内侧最先磨损，或右脚鞋后跟一侧先被磨损。

从性格来看，肺经不畅的人常常伴有以下的一种或多种特点：

对外界刺激的耐受性低，容易被外界环境干扰；

优柔寡断，顾前怕后；

容易产生悲观、自卑、易哭泣、心理负担过重等情绪；

面对挑战不能轻松对待、经常处于硬撑状态；

做事缺乏力度和魄力；

做事偏于感性，偏执、较冲动；

遇事喜欢走极端或容易放弃；

喜欢派头足，好面子。

3. 针对肺经不畅者的智慧行走方案

行走建议：适合在氧气充足的地方行走，可以在类似北京紫竹院公园、重庆的园博园、照母山森林公园等地方行走。这些公园内绿植覆盖率高，以竹子、松树、香樟居多，路面平坦并有起伏。行走时注意肩背挺直、两臂甩开，注意力始终坚守“勇气”二字。

最佳行走时段：每日 7:00 左右，每次不少于 40 分钟。

Day2. 自信是行为之本，通肾经增自信智慧行走方案

1. 关于肾经

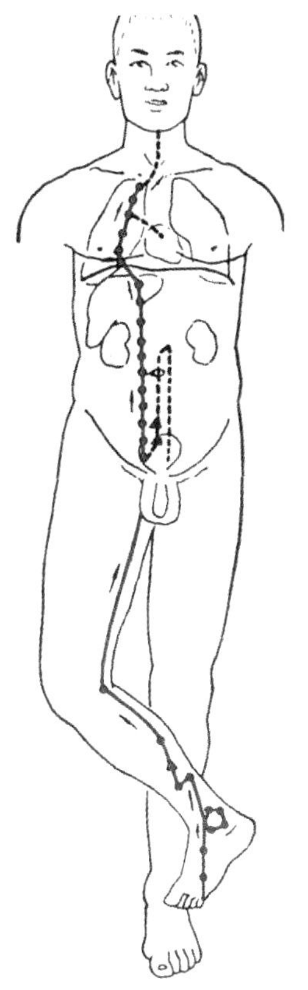

图 7–2 人体肾经走向

中医讲，肾藏精气，主生殖、发育，为先天之本，是生命的关键所在。人体发育、衰老的过程都由它调节。在志为恐。

肾经通畅的人做事有底气，有自信，精力充沛，遇到问题能轻松面对。

2. 肾经不畅者的外表特征与性格特点

从外表上看，肾经不畅的人常常伴有以下的一种或多种特征：

喜欢春夏，不喜欢秋冬；

喜热怕寒，冬季手脚常是冰凉的；

易患妇科类疾病和肾脏相关疾病；

面色偏黑，头晕目眩，气短或喘；

常常腿软，脚后跟疼痛；

喜欢吃咸的食物，不喜欢吃偏甜的食物；

喜欢声音的享受，喜欢戴耳机听音乐；

喜欢青色、黑色，不喜欢红色或白色、金色；

坐时喜欢把手放在腿中间；

站立时喜欢双手叉腰；

睡觉时喜欢蜷着身子；

走路时头朝两边不由自地主摇动，双肩也晃动；

走路时右肩比左肩高，塌胸垮腹；

走路时脚尖外八字、X 形腿或踮脚走路、经常低着头；

走路时手臂像鸭子一样摆动或右手摆左手不摆；

走路时身体后仰或身体扭着走，左右晃悠打战；

常常脊椎向左弯曲或向前弯曲；

腰无力、腰部松软或腰部僵硬、发胀；

鞋前掌中部、外侧或脚后跟内侧易磨损。

从性格看，肾经不畅的人常常伴有以下的一种或多种特点：

没有底气，缺少自信；

容易紧张、焦虑，心烦、心神不安，心虚胆怯；

目标方向感不强，安于现状，欠缺超越自己的能力；

经常改变目标，容易受外界影响；

想得多，做得少，喜欢等待，做事被动；

遇事易慌张、害怕、很在意做事的结果；

凡事以自我为中心，不愿承担责任；

忧患意识强，通常想到的多是负面，容易感觉疲倦。

3. 针对肾经不畅者的智慧行走方案

行走建议：适合在地气较为充足的地方行走，比如北京的颐和园。此公园以前是皇家行宫御苑，具有恢宏富丽的气势，是晚清最高统治者在紫禁城外的政治和外交活动中心。在公园内走路时注意保持身体的中直、腰部的放松，将自己的注意力从外界收回到自己的脚后跟。

最佳行走时段：每日 15:00–19:00 之间，每次不少于 40 分钟。

Day3. 觉知是智慧之基，通心经增觉知智慧行走方案

1. 关于心经

中医讲，心主血藏神，在志为喜。心有推动血液运行、主宰人体生命活动和精神、意识、思维活动的作用。

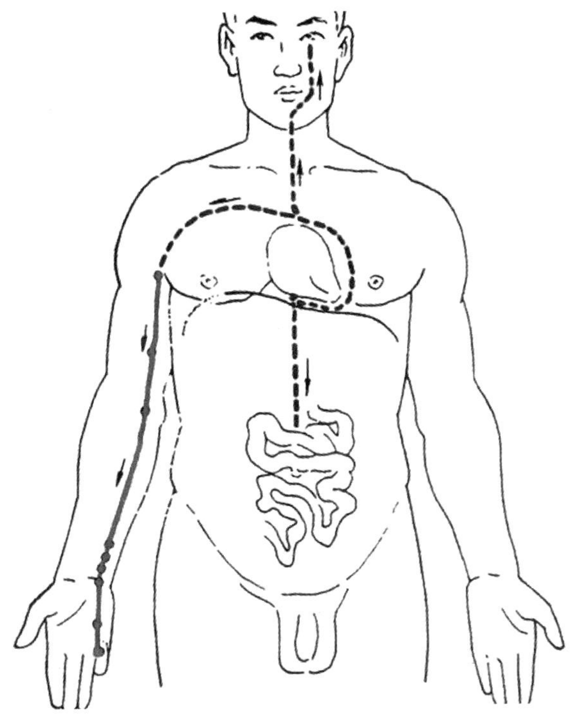

图 7–3　人体心经走向

心经通畅的人，喜笑颜开，活力四射，热情洋溢，做事风风火

火，不易被负面情绪干扰。人缘很好，喜欢帮助他人，社会责任感很强，乐于付出和奉献。

2. 心经不畅者的外表特征与性格特点

从外表看，心经不畅的人常常伴有以下一种或多种特征：

易出现心悸、失眠、癫狂、痴呆等症状；

与人谈话时不断地靠近对方；

喜欢贪图口味的享受，爱吃苦味的食物；

喜欢红色或蓝色，不喜欢黑色；

喜欢春季，不喜欢夏、冬季；

坐时喜欢整个人陷在椅子里；

坐时喜欢双手放在屁股下面；

站立时喜欢把手背在背后；

站立时喜欢把重心放在左腿；

站立时驼着背；

喜欢背着手走路；

走路做事喜欢身体前倾；

走路时眉心部位紧缩，面部肌肉僵硬；

喜欢低头、上半身前倾行走；

走路时整个肩背肌肉僵硬，双肩向胸口内部紧扣，双手臂没有明显摆动，并紧夹身体两侧；

行动时喜欢头向左斜、向左看；

脊椎向左或向前弯曲；

左前脚掌内侧磨损多。

从性格来看，心经不畅的人常常伴有以下一种或多种特点：

心神不宁，情绪常常不由自己掌控，易波动；

心事重，会竭力克制自己的情绪；

容易出现忧郁症状，意志薄弱，易受刺激；

多愁善感，心收得紧，常处于紧张状态；

严重者极端悲伤厌世，甚至具有自杀倾向；

要么悲哀不已，要么大笑起来一发而不可收；

对事物的判断经常有偏差，从而给人的信任度差。

3. 针对心经不畅者的智慧行走方案

行走建议：适合在平和、平静的地方走路，如类似北京八大处公园。这类公园气场平和，偶尔能听到灵光寺内传来的钟声与早课声，让人内心安定。走路时注意眉心舒展、肩背松直，注意力始终坚守“觉察”两字。

最佳行走时段：每日 13:00–15:00 之间，每次不少于 40 分钟。

Day4. 包容是处世之道，通脾经增包容智慧行走方案

1. 关于脾经

中医讲，脾主运化和统血。胃的受纳腐熟水谷功能必须与脾的运化功能相配合，它们直接关系到人的生命活动及其存亡，所以又称脾胃为人的“后天之本”。

脾经通畅的人学知能力较强，勤奋并且做事严谨务实，能够包容不同的人和事，团队协作意识较强。意志力强，有主见，目标明确定力好，不易受环境影响能坚持到底，并有很强的社会价值感。

2. 脾经不畅者的外表特征与性格特点

从外表来看，脾经不畅的人常常伴有以下一种或多种特征：

消化功能不良，容易发胖，易疲倦、不耐劳，睡眠不好；

喜欢吃甜食；

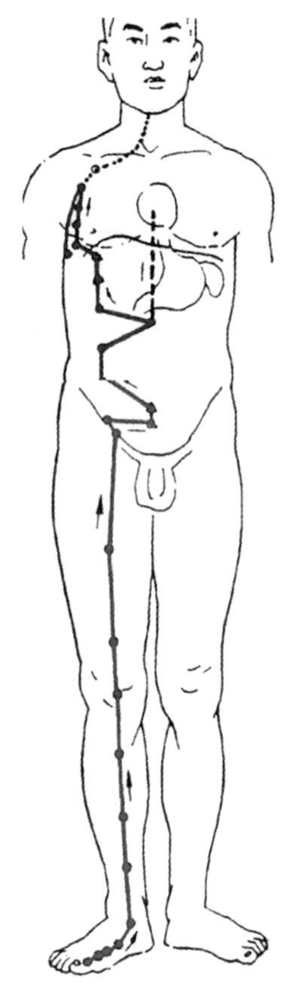

图 7-4 人体脾经走向

吃东西习惯细嚼慢咽；

喜欢黄色或咖啡色、褐色；

无意识地常把手放在腹部；

睡觉时喜欢蜷着身子；

坐时喜欢双腿不断抖动；

坐时喜欢双腿叉开；

喜欢穿高跟鞋、挺胸收腹；

喜欢抬头走路，高视阔步；

脊椎向右或向前弯曲；

走路时路线往左边偏；

走路时双肩易晃动，或肩左边比右边高；

走路时左手摆右手不摆或手臂像鸭子一样摆动；

走路腿软、腰无力，下腹前送，身体后仰；

走路 X 形腿或外八字；

身体扭着走或走路左右晃悠打战；

两只脚的鞋后跟内侧都被磨；

鞋前掌内侧或左脚鞋后跟一侧最先被磨。

从性格来看，脾经不畅的人常常伴有以下一种或多种特点：

做事总想面面俱到而思虑过重，大脑不停地思考，但常常光想却下不了结论。

有些想法不切实际；

不够沉着冷静，缺乏耐心；

内心敏感，多愁善感；

遇事喜欢走极端或容易放弃；

做事很努力，喜欢靠自己；

性格中有清高、孤傲成分，甚至自负；

不喜欢表达内心，内心的痛苦和烦恼不愿意说出来与人分享，容易窝火；

做事风格严谨，非常理性，常处于紧张状态；

虚荣心和表现欲强，希望得到别人重视；

做事缺少恒心和毅力，易受环境影响，缺乏延续性；

做事有头没尾，缺少主见，思想容易被别人左右；

生活中很想掌控个人情感上的事情，很努力但往往处理不好。

3. 针对脾经不畅者的智慧行走方案

行走建议：适合在安静的地方行走，可以在类似于北京香山公园的植被茂密、空气清新的公园内行走，走在其中，沁人心脾。行走时注意眉心舒展面带笑容，舌尖抵上腭，注意力始终放在身体上，可以设想胃部有一个"温暖的小太阳"。

最佳行走时段：每日 7:00–11:00 之间，每次不少于 40 分钟。

Day5. 圆融是幸福之源，通肝经增情商智慧行走方案

1. 关于肝经

中医上讲，肝主疏泄，藏血藏魄，在志为怒。肝有储藏和调节血流量、疏通全身气机、调节情绪的作用。

肝经舒畅的人，心情开朗，性情平和，善解人意，有胆识有激情，做事麻利，愿意承担风险，有利于改善和帮助调节人际关系。有较强的表达或表演能力，并且创新能力较强，善于学习和掌握新鲜事物，做事善于运筹帷幄，未雨绸缪。

2. 肝经不畅者的外表特征与性格特点

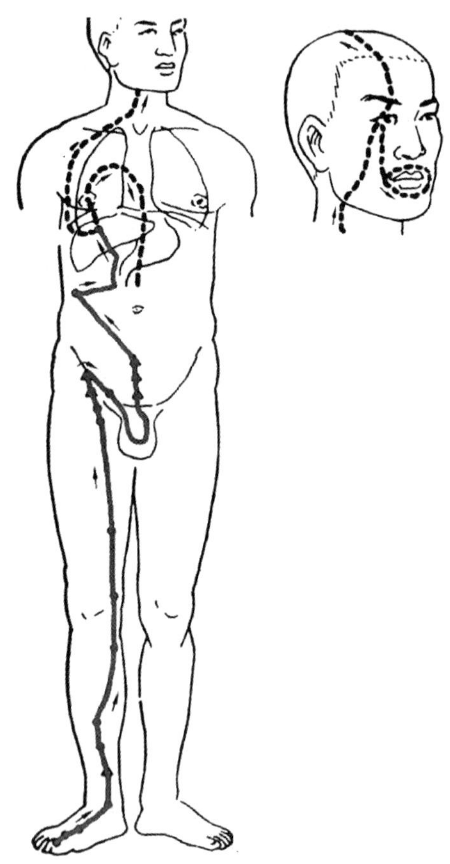

图 7-5　人体肝经走向

从外表来看，肝经不畅的人常常伴有以下一种或多种特征：

女性易出现月经不调、痛经、头晕头痛、身困乏力、食欲不振、失眠多梦、胸肋胀痛。严重者引起胆囊异常或胆结石、高血脂等；

眼睛无神或眼神游离、无意识地左顾右盼；

形瘦而肌肉坚实；

喜欢吃酸、咸的食物；

饮食时多时少；

喜欢用眼睛观察；

喜欢蓝色、绿色或黑色；

喜欢春季，不喜秋季；

掌心易出汗；

握手时轻轻一触即松；

喜欢双手叉腰；

时常能笑出眼泪；

整个身体比较僵硬，不放松；

走路常躬身俯首，身体前倾，双肩微收，走小碎步；

走路时脊椎向右弯曲，且紧夹两肋，左手摆右手不摆；

走路时喜欢腰部过度摆动；

走路时小腿拖着大腿行走；

左前脚掌外侧磨损多。

从性格来看，肝经不畅的人常常伴有以下一种或多种特点：

性情暴躁，爱发脾气，不善于情感表达 ；

做事情缺乏力度 ；

不愿与人交流，怨气较大 ；

太在意自己的感受，个人情感上的事情处理不好 ；

内心敏感，多愁善感，易于抑郁，稍受刺激，即抑郁难解 ；

自信不足，缺乏胆识、魄力，缺少冒险精神。

3. 针对肝经不畅者的智慧行走方案

行走建议 ：适合在植被比较丰富、负氧离子含量较高的公园行走。行走时眉心舒展面带微笑，配合 5 步完成一呼一吸，注意力始终放在调整呼吸上。

最佳行走时段为 ：每日 11:00–13:00 之间，每次不少于 40 分钟。

Day6. 综合练习 ：融入当下体验生命开启智慧

1. 如何融入当下

融入当下，便是让自己随时身心协调，随时知道自己在干什么，随时可以跟当下的情境做出最合适的互动与同频。不用刻意做什么，亦不会显得脱俗离群。当我们能够融入当下，便会发现其实一切都很简单，一切都有自然的安排，做我们该做的就好。那时，自然能体会到一份惬意与自在。自在自在，自己随时都在，才能真正自在，否则，心都不在，自己都不在，又何来自在呢？

如今，人们身处竞争意识极强的社会，每天辛苦地为了家庭、为了生活在外打拼，朝九晚五早已成为遥远的事情。越来越多的工薪族早上五六点钟，睡眼蒙胧地从床上挣扎着起来，简单梳洗完毕，提包出门。在路边买上一个点心，挤上公交车或者地铁，边吃边赶路。到了公司换上一副饱含笑容与热情的面孔，开始一天的工作。六七点下班，啃个汉堡或者来份外卖，再加个一小时班，完毕，跻身某种交通工具，经过种种拥堵与摇晃，晚上八九点钟到家。洗漱完毕，把自己往床上一扔，翻出手机，刷刷朋友圈，翻翻微信微博。眼皮打架，放下手机，辗转反侧，却终难入睡……

这幕情景也许有些夸张，但却代表了一个群体。“家的味道”成为一个奢侈而遥远的概念，“家”成了“一个每天睡觉的地方”的代名词。

试想有一天，当这些人有了孩子、成了父母，角色再次添加，责任再次增重，他们将如何应对这些角色，能轻松喜悦地面对这些角色并享受其中的乐趣吗？难。于是，这些人的父母亲仗义出手，爷爷奶奶外公外婆承担起了“爸爸妈妈”的角色。于是，一切都有些乱了。

其实，一切原本可以很简单的，从我们整理好自己，做好自己的角色开始。

2. 融入家庭，在行走中体悟如何做好自己的角色

身心协调一起走，可以让我们在身心和谐的基础上，在行走的过程中唤醒觉察，提升觉知力。

家，是我们每个人生存的根基。我们每个人在家的怀抱中成长，为人子女；长大成人之后，从这个家中走出去，成立另一个小家，为人父母。每个人在每个阶段都有不同的角色，每个角色都有不同的担当，每个担当每个人之间都有着相对清晰明了的界限，每个担当需要每个角色自己去体验去经历，其他人可以陪伴可以指导可以引领，但绝不能代替。

对此，我有着非常清晰的感受。之前女儿小的时候，我工作很忙，没太多时间用心陪她，即使偶尔陪伴也常常是身在心不在，爷爷奶奶在那个时候帮了很多忙。直到有一天，我突然发现，女儿的性格越来越敏感、不能受一点委屈。那一刻，我意识到，爷爷奶奶的宠爱

不能代替妈妈的教育。我开始调整自己的角色定位，开始学习如何做妈妈，如何陪伴女儿。

我们通常认为，很多角色是自然的，不需要怎么学习，老婆也好、妈妈也罢，结了婚生了孩子，女人自然就成了老婆成了妈，其实不然。有些人对有些角色并不是因为有了关系的发生就能够自然应对的。有人说，那以前没看有谁教啊，结婚生子一切都是自然的，现在有这个必要吗？当然有，以前媳妇进门，婆婆会教；然而现在，这个环节有了太多的缺失，仿佛每个女人都成了天才，领了结婚证办场酒席，就成了老婆。

既然如此，如何应对呢？可以自学成才，通过提升自己的觉察以及在生活中的不断积累与体验，真正体会并承担起每个角色的每个担当。

行走，可以通过历练身体、提高涵养、协调身心帮助我们提升这份觉察。提升了觉察，我们便更容易理解不同角色的意义，更能体悟不同角色的担当。带着这份觉察、这份体悟，在行走中，在日常生活中，细细摸索如何为人父、为人母、为人夫、为人妻、为人子、为人女，默默体会自己的言行举止是否符合自己的角色。符合，便继续保持；有差距，便慢慢调适。带着觉察，不断调适，便会慢慢融入家庭。

如此，家才会在我们的悉心经营下，有了家的味道。家里的人，才会在我们的温暖陪伴下，生出那份对彼此的牵挂。

3. 融入职场，在行走中体悟如何做好本职工作

职场，是我们除了家庭之外另一个重要所在。一天 24 小时，我们大部分时间身处职场。工作环境是否融洽、工作进展是否顺心、与同事的关系是否和谐，是关乎我们每个人身心愉悦的重要因素。

很多时候，我们没有觉察，便会有很多的“我以为”，很多的“大概是”。这些猜测、疑虑往往是让各种关系变得越来越复杂、越来越紧张的直接导火索；这些猜测、疑虑会增加我们无谓的烦恼，消耗我们的精力。

当我们有觉察，当我们回到当下，当我们融入职场这样的环境，自然知道哪些事情该我们处理、哪些事情该如何处理。用一份真诚对待自己，用自己的真诚对待同事，一切才会变得越来越真实。真实了，就简单了，一切才会变得和谐。

行走，会让我们提升这份觉察。于是，我们带着这份觉察，在行走中、在日常生活中，细细体会，在职场中真实地做好简单的自己。

4. 融入社会，在行走中体悟如何实现自身价值

社会是共同生活的个体通过各种各样社会关系联合起来的集合，是我们赖以生活的大环境。人类是群居动物，是高级社会动物。融入社会，实现自我价值，是每个人潜意识里都有的一种高级需求。

然而，因为社会是有一定联系、相互依存的人组成的超乎个人的有机整体。作为每个独立的个人而言，要想在这个社会中实现自我价值，就需要对社会、对社会中的人群与关系有所认知与了解，并在认知与了解的基础上，通过调整自己的行为方式予以匹配与适应，寻找适合自己与社会环境和谐相处的方式与“度”。

这些，依然需要以那份觉察为前提。当我们有了觉察，当我们能够安然于当下，融于当下的环境，才更容易把握那份度、找到那条路径，做好当下最恰当的自己，从而实现自身的价值，开心自在生活。

当我们融入当下，当我们在不同情境下可以自然地融入家庭、职场和社会，便可以游刃有余地安心自在，与家人、同事、朋友、社会的每个分子和谐相处。这个时候，我们会真切感受到那份敞开心扉的快乐，安在当下的愉悦，做最好的自己。

Day7. 总结赋能：更新自己的惯性模式

1. 对比行走数据档案，找不同查变化

转眼 49 天的约定就到期了。看看 49 天的行走日记，是否已经画满了记号，拿出 49 天前我们记录的行走档案，还记得它们吗?

现在我们一起再为自己制订一份新记录表吧。

2. 记录记忆中的行走特点

请闭上双眼回忆一下，看看我们是否知道自己是怎样行走的。然后根据回忆，填写一下下面的图表。

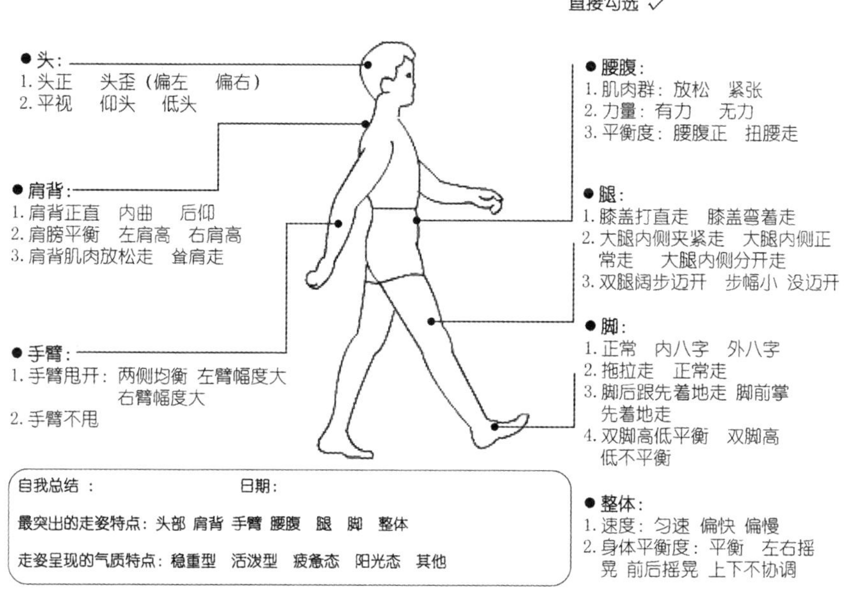

表 7–1　我心目中自己的走姿

3. 记录实际的行走状态

现在，请身边的朋友帮我们拍摄一段 15 秒钟的短视频。为了避免突然拍摄的紧张与不自然，建议你随意走动一下，然后请朋友随机拍摄。

4. 用心欣赏自己的行走记录

接下来，我们安静坐下来，打开视频，仔细欣赏一下自己的走姿，然后记录下来。

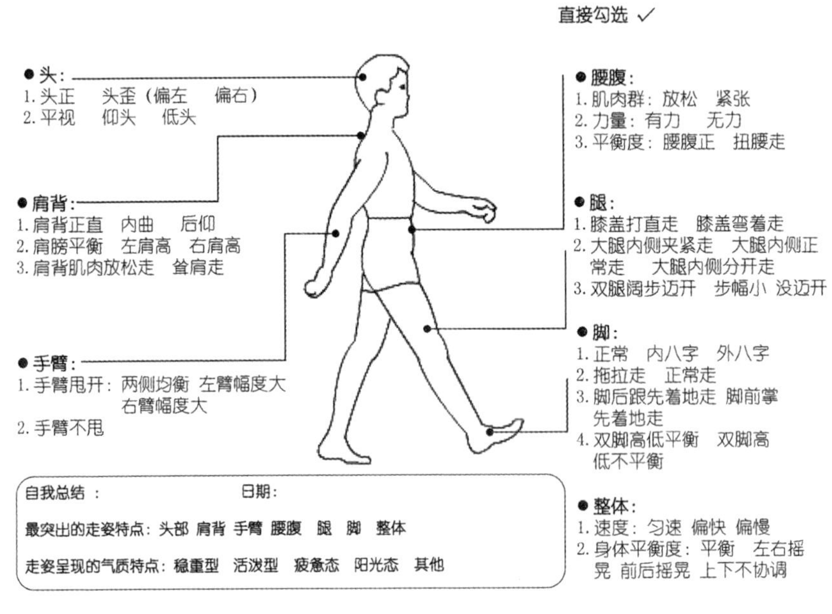

表7-2　我真实的走姿

5. 再看看“我以为”与“事实上”的距离

现在，让我们把前后两张表格对照一下，看看印象中自己的走姿与实际走姿的不同之处。

部　位	我以为的	事实上的
头　部		
视　线		
肩　背		
手　臂		
腰　腹		
双　腿		
双　脚		
整　体		
气质特点		

表 7–3　走姿对照分析表

6. 寻找情绪在身体里的记忆

接下来，再试着通过 49 天前给大家介绍的拍打方法，找一下我们的情绪在身体里留下的痕迹。请将有痛感的部位记录在表 7–2 的对应位置，并在横线上用数字 1–5 对痛感进行评分，1 代表不痛，2 代表微痛，3 代表比较痛，4 代表很痛，5 代表非常痛。

拍打经络与穴位，记录明显痛点（打✓）及感受。

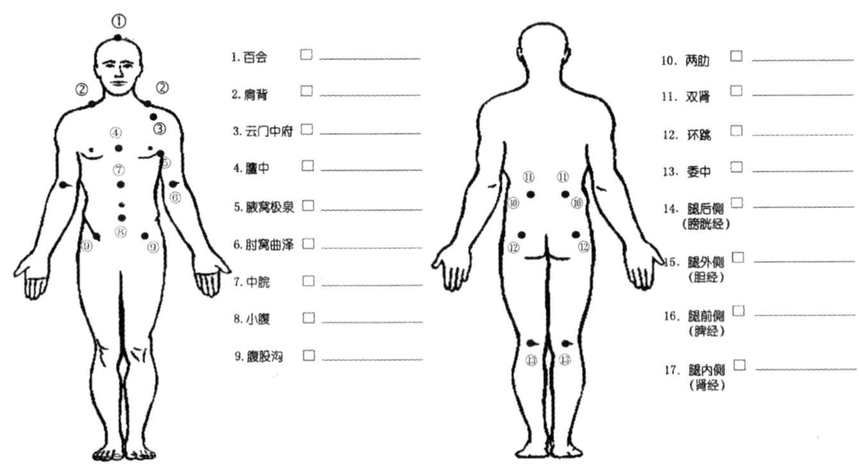

表 7–4　自助拍打体感记录卡

7. 记录自己的情绪记忆

在对应表 7–5 中查找并记录。

8. 将 49 天前的 6 份记录从封存袋中取出对照

到这里，我们把 49 天前的 6 份记录从封存袋中取出，是否有一点小小的激动？再把刚才完成的 6 份记录一一对照，看看会有怎样的惊喜。

如果对体重或者身材有特别目标的读者，别忘了还有一份记录，拿出你的卷尺，找出你的体重秤，看看会有怎样的惊喜。

表 7–5　身体表现与情绪记忆对应关系表

痛点部位	八髎 委中	肘窝 云门中府	极泉 膻中	中脘	环跳
常见身体现象	肾经不通 •腰膝酸软 •耳鸣 耳聋 •易倦怠 •四肢凉厥	肺气不足 •易患过敏性鼻炎、支气管炎、气喘 •易感冒、咳嗽或皮肤过敏性疾患	心经不畅 •容易心悸怔忡、头晕目眩 •胸闷胸胀、胸前区阵发性疼痛 •易并发心血管疾患	脾胃不和（主要在胃气不顺） •易出现胃胀、打嗝、反酸、胃痛等消化不良症状 •四肢困乏无力、嗜睡、欲食无味	肝胆气机不畅 •易出现月经不调、经期乳房胀痛 •偏头痛、头痛如裹、晨起口干、口苦 •睡眠质量差、入睡困难症、多梦
情绪处理特点	喜掌控、操心 •易忐忑、惴惴不安 •不喜独处、怕黑、喜阳光 •忧患意识强	行事魄力不够 •易情感纠结 •易生悲悯之情 •清高、不自信	易固执 •易钻牛角尖 •情绪起伏稳定性不强、随性、好恶观念强、坚守目标感弱	喜思虑，易焦躁不安 •易为小事郁郁寡欢 •不喜表达 •易产生消极负面情绪	烦躁易怒 •完美主义者、我执重 •易闷闷不乐 •喜独来独往、重情义

表 7–6　身体基本信息表格

身高		体重	
腰围		胸围	
大腿围		小腿围	

9. 记录一下此刻的感受，分享给最亲近的他／她

对照之后是否清晰地感受到 49 天的坚持、49 天用汗水与自律换来的丰硕果实？记录此刻内心真实的感受，轻松、开心、快乐、郁闷、惆怅，无论这份感受是什么，记录下来，算是给自己 49 天的经历做一个阶段性的小结。

49 天下来，可能你一天不落地坚持下来，恭喜你，你不但收获了身体状况的改善、惯性模式的突破，还因此掌握了一套智慧行走的方法、一套通过觉察自己的走姿与自己的身体沟通的方式、一套通过观察别人的走姿快速调整自己与其有效沟通的捷径，等等。如果你有心提升，你还会发现，为自己开启了一扇通向智慧的大门，推门而入，还有太多值得你不断探究的领域。

49 天下来，可能你偶尔耽搁地坚持了下来，也祝贺你，相信你也有不小的收获，身体方面的改善、惯性模式突破的尝试，也了解了身体是有智慧的、身体是有自己的语言的、身体是会跟我们交流的，等等。在今后的日子里，如果你愿意，可以重新开始，再尝试一次，看看能否一天不落地坚持智慧行走 49 天。

也许，49 天下来，你几乎没怎么坚持，或者你是一口气从第一天读到这里，也没关系，每个时刻都可以是最合适的时刻，只要你愿意从现在开始，开始赶赴与自己的 49 天约定。相信 49 天之后，你依然会收获满满。快，开始吧。

无论你怎样度过这 49 天的，也无论这 49 天里你收获了什么，请记录下来，也可以把你的记录、收获、感悟、成长分享给你的亲人、朋友，尤其是你的孩子，让他们感受你的感受、分享你的快乐，尤其对于你的孩子，你是怎样做的会直接影响他的心智。

10. 感恩身边人 49 天的鼓励，感恩自己 49 天的坚持

感恩，感恩 49 天里来自身边人的鼓励，感恩 49 天里自己的坚持。感恩，是调动心流的有效捷径。每天怀着感恩之心，我们会更容易体会到开心与包容，更容易碰到更多善良的人、美好的事和愉悦的每一天。

11. 开心一下，决定是否开启下一个惯性模式挑战

生命中有太多个 49 天，如果每个 49 天都能如此确定一个目标并不断攀登，生命必将变得有趣而且丰满。考虑一下，是否决定开启下一个针对旧有模式的突破性挑战呢？

期待下次再见。我会把智慧泡茶、智慧插花、智慧品香、智慧厨房、智慧洒扫等智慧过日子的系列内容陆续分享给大家。

后 记

写到这里，关于行走的智慧暂时告一段落，但于行走而言，这里才仅仅是开始。如陈明生老师所说，行走这门学问，不是三言两语就能说得清楚的。这是智慧，不是技巧。智慧一定是要靠自己在体验中去印证和获得的，不是靠听别人介绍或者讲解能够得到的。

道可道，非常道。身体力行方有可能知“道”，然，此“道”亦是不可道与别人明了的那个“道”吧。

所以，我谨遵老师教诲，不曾试图在这里讲解什么大道理，仅仅是把自己在觉知行走过程中的一些体验和收获分享给大家。

在此，感恩老师在一路行走中给予我的教诲与陪伴，感恩同伴们在一路行走中给予我的陪伴与鼓励，尤其感恩胡清、陈明利、牟钛、杨勇、高志伟等众多师兄姐妹在本书撰写过程中给予的大力支持与悉心帮助，感谢我父母亲、女儿瀚萩在我一路行走过程中给予的陪伴与关心。

再次感恩您的阅读。

诚挚邀请您，一起行走，开启内在的智慧。

2019 年 5 月

参考书目

1.《黄帝内经》

2.〔美〕约翰 · 华生著 :《行为心理学 : 一个伟大心理学家的思想精华》, 北京 : 现代出版社, 2016

3.〔美〕奇普 · 希思 丹 · 希思著 :《行为设计学 : 零成本改变》, 北京 : 中信出版社, 2018

4.〔美〕露易斯 · 海著 :《生命的重建》, 北京 : 印刷工业出版社, 2014

5.〔美〕坎农 W. B. 著 :《躯体的智慧》, 北京 : 商务印书馆, 1982

6. 威尔菲尔德著 :《身体的智慧》, 沈阳 : 辽宁教育出版社

7. 王煜全著 :《学会洞察行业》, 北京 : 北京联合出版公司, 2018

8.〔日〕太宰治著 :《人间失格》, 上海 : 上海文艺出版社, 2014

9. 曹德旺著 :《心若菩提》, 北京 : 人民出版社, 2017